Kliniktaschenbücher

M. Berger   V. Jörgens

Praxis der Insulintherapie

Unter Mitarbeit von
E.-A. Chantelau   H.-J. Cüppers
F.-W. Kemmer   I. Mühlhauser
G. E. Sonnenberg

Mit 42 Abbildungen und 7 Tabellen

Springer-Verlag
Berlin Heidelberg New York Tokyo 1983

Autoren
Prof. Dr. Michael Berger
Dr. Viktor Jörgens

Mitarbeiter
Dr. Ernst-Adolf Chantelau
Priv.-Doz. Dr. Hans-Josef Cüppers
Dr. Friedrich-Wilhelm Kemmer
Dr. Ingrid Mühlhauser
Priv.-Doz. Dr. Gabriele Elisabeth Sonnenberg

alle
Medizinische Klinik E
der Universität Düsseldorf
Moorenstraße 5
4000 Düsseldorf 1

ISBN-13: 978-3-540-12495-5   e-ISBN-13: 978-3-642-96769-6
DOI: 10.1007/978-3-642-96769-6

CIP-Kurztitelaufnahme der Deutschen Bibliothek
Berger, Michael: Praxis der Insulintherapie/M. Berger; V. Jörgens. Unter Mitarb. von
E.-A. Chantelau ... – Berlin; Heidelberg; New York; Tokyo: Springer 1983.
(Kliniktaschenbücher)
ISBN-13: 978-3-540-12495-5

NE: Jörgens, Viktor:

2127/3140-543210

Gewidmet unseren diabetischen Patienten,
die uns immer wieder dabei geholfen haben,
daß unsere klinischen und wissenschaftlichen
Bemühungen praxisnah geblieben sind.

Inhaltsverzeichnis

1 Einleitung

Die Einführung des Insulins in die praktische Medizin vor 60 Jahren markiert einen der wenigen unbestritten bedeutenden Erfolge der modernen Medizin: Mit einem Schlage war es seit Januar 1922 möglich geworden, das völlig hoffnungslose Schicksal der todgeweihten jungen Diabetiker zu überwinden (Abb. 1). Seither sind Millionen von insulinbedürftigen Diabetikern in der ganzen Welt durch die Insulinbehandlung vor dem Tod im diabetischen Koma bewahrt worden.

Die lebenslange Insulinsubstitution ist für den Typ-I-Diabetiker zur Grundlage des Überlebens geworden. Insofern ist die Insulinbehandlung selbstverständlich *die* entscheidende Basis jeglicher Therapie des Typ-I-Diabetikers. Die ansonsten häufig in den Vordergrund gestellte Diätbehandlung und die körperliche Bewegung stellen letztlich nur Konsequenzen aus der unvollkommenen Substitution des Insulins dar: Wenn wir in der Lage wären, die bei Typ-I-Diabeti-

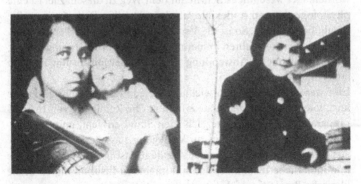

Abb. 1. Eine der ersten Patientinnen, die im Jahre 1922 mit Insulin behandelt wurden, vor und nach der Insulinsubstitution

1

kern ausgefallene Insulinsekretion der β-Zellen des Pankreas exakt zu imitieren, dann wären besondere Regelungen für Nahrungsaufnahme und körperliche Bewegung überflüssig!

Die Diätbehandlung des Typ-I-Diabetikers ist nur wegen dieser Unvollkommenheit der derzeit möglichen Insulinsubstitution erforderlich; je näher die Insulinsubstitution der physiologischen Insulinsekretion angeglichen werden kann, um so weniger braucht sich die Kost eines Insulin-Mangel-Diabetikers von der Nahrungsaufnahme des Stoffwechsel-Gesunden zu unterscheiden.

Die Insulinbehandlung und verschiedene Möglichkeiten ihrer Verbesserung – d.h. ihrer Annäherung an die physiologischen Verhältnisse – sind in den letzten Jahren mehr und mehr in den Vordergrund des Interesses getreten. Dabei spielte nicht nur die langfristige Zielsetzung einer Verringerung der Beschränkungen in der Lebensführung und -qualität der Patienten, sondern ganz besonders die Notwendigkeit einer grundsätzlichen Verbesserung der Stoffwechseleinstellung eine Rolle. Die Forschungsergebnisse aus verschiedenen Bereichen der Diabetologie haben in den letzten Jahren eindeutig den Kausalzusammenhang zwischen der Qualität der Stoffwechseleinstellung und dem Auftreten und der Intensität der diabetischen Mikroangiopathie und damit der Lebenserwartung des Diabetikers untermauert. Die *Normalisierung* des Kohlenhydratstoffwechsels als Prävention der diabetesbedingten Komplikationen ist somit zum kategorischen Imperativ der klinischen Diabetologie geworden. Der wesentliche Schritt auf dem Weg zu diesem Ziel ist eine physiologischere, d.h. flexible, an den aktuellen Bedarf angepaßte Insulinbehandlung. So ist die Verwendung von kurzwirkendem Insulin in den letzten Jahren immer mehr in den Vordergrund getreten; von der alleinigen Anwendung von Verzögerungsinsulin ist man mehr und mehr abgerückt.

Eine wesentliche Weiterentwicklung haben in den letzten Jahren die angebotenen Insulinpräparate erfahren: Die Reinigung von Insulinpräparaten hat einen ausgezeichneten Stand erreicht, und es ist gelungen, auch Humaninsulin zur Verfügung zu stellen.

Als eine vielversprechende neue Applikationsform für Insulin ist die kontinuierliche Insulininfusion mit tragbaren Insulinpumpen in die klinische Praxis eingeführt worden.

Besonders wichtig ist unseres Erachtens die Rückbesinnung auf die

Notwendigkeit der Einbeziehung des Patienten in die Behandlung: Der Patient muß die Behandlung selbständig durchführen, ihren Erfolg kontrollieren und auch der jeweiligen Stoffwechsellage anpassen. Dazu bedarf es einer intensiven Schulung und Ausbildung des Patienten zum „Insulintherapeuten".

Mit diesem Kompendium möchten wir die *praktisch* wichtigen Neuerungen der letzten Jahre zusammenfassen und im Zusammenhang mit den seit jeher bewährten Leitlinien als ein Konzept zur Praxis der Insulinbehandlung darstellen. Eine differenzierte Betreuung von Typ-I-Diabetikern sollte zum Standardrepertoire zumindest des Arztes für Innere Medizin gehören – so schwierig ist klinische Diabetologie nicht, als daß sie nur in einigen Diabeteszentren optimal durchgeführt werden könnte. Um Ihnen, lieber Leser, den neuesten Stand dessen zu vermitteln, was unserer Meinung nach für eine Betreuung insulinbehandelter Diabetiker notwendig ist, haben wir dieses Buch geschrieben.

Wir stellen in diesem Buch die Zusammenfassung von langjährigen Erfahrungen dar, die wir an unserer Klinik und in unserer Diabetesambulanz mit einer bestimmten Strategie der Insulintherapie des Diabetes mellitus gemacht haben. Das Hauptziel der Insulintherapie ist es, eine Normoglykämie zur Verhinderung der Spätkomplikationen bei größtmöglicher Flexibilität der Lebensführung des Patienten zu erreichen. Dies ist nur möglich, wenn der Patient selbst weitestgehend eine Adaptation seiner Medikation durchzuführen lernt. Letzteres läßt sich den Patienten nur erfolgreich vermitteln, wenn man sich entschließt, ein bestimmtes Konzept der Insulinsubstitution anzuwenden und zu unterrichten. Alle angebotenen Verzögerungsinsuline unterschiedlichsten Wirkungsablaufs zu verwenden, würde jede Unterrichtung der Patienten in Gruppen unmöglich machen. Mit dem von uns dargestellten Konzept der Insulinbehandlung haben wir in vielen Jahren gute Erfahrungen gemacht, die Übertragbarkeit dieses Behandlungskonzepts konnte in mehreren Kliniken in Nachuntersuchungen belegt werden. Modifikationen und Verbesserungen dieses Konzepts und seine Anpassung an örtliche Gegebenheiten sind jedoch sicher notwendig und wünschenswert.

Liebe Leser, sollten Sie in diesem Buch Informationen vermissen oder zu einzelnen Punkten gegenteiliger Meinung sein: wir würden uns freuen, wenn Sie uns deswegen schreiben.

Vielleicht wird die nächste Auflage dann besser!

2 Geschichte der Insulintherapie

Am 14. Januar 1922 wurde aufgrund der Erfahrungen aus Tierversuchen von Banting und Best an pankreatektomierten Hunden in Toronto erstmals ein Diabetiker mit einem „Insulinpräparat" behandelt. Es war der 13jährige Leonhard Thompson, der seit 2 Jahren an einem Typ-I-Diabetes litt. Das Resultat war zunächst enttäuschend; erst zwei weitere subkutane Injektionen eines qualitativ verbesserten Insulinpräparats am 23.1. 1922 ergaben den erhofften Erfolg: der Blutzucker fiel innerhalb von 24 h von 520 auf 120 mg% ab. Damit war die Wirksamkeit der „Insulinlösung" bewiesen, und diese Behandlung fand innerhalb kurzer Zeit weltweite Verbreitung. Im Frühjahr 1923 publizierte die Zeitschrift *Journal of Metabolical Research* eine mehr als 400 Seiten starke Ausgabe, in der in 10 Beiträgen die ersten Erfahrungen nordamerikanischer Arbeitsgruppen bei der klinischen Anwendung von Insulin geschildert wurden.

Auch in Deutschland wurde bereits 1923 mit Insulintherapie begonnen, und schon 1924 wurden mehrere Erfahrungsberichte veröffentlicht.

In den ersten Jahren der Insulintherapie war eine Vielzahl von Schwierigkeiten zu lösen, denen heute nur noch historisches Interesse zukommt – so waren die Verfügbarkeit und die Standardisierung der Insulinpräparate anfangs durchaus problematisch. Auch die Insulininjektionstechnik, die Anpassung der Insulinsubstitution an die Nahrungsaufnahme, die systematische Kontrolle der Insulinwirkung und die Frage, inwieweit die Patienten diese Behandlung selbständig durchführen sollten, stellten zu Mitte der zwanziger Jahre noch ungelöste Probleme dar. Konsequenz und Zielstrebigkeit, mit der diese Probleme gemeistert wurden, waren durchaus unterschiedlich. So dauerte es in Japan bis zum Jahre 1981, bis die Insulininjektion durch den Patienten selbst legalisiert wurde.

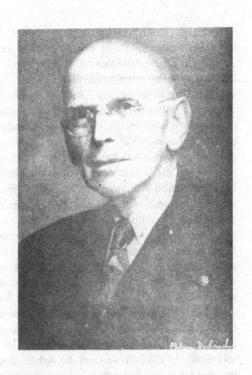

Abb. 2. Elliot Proctor
Joslin (1869–1962)

Einer der erfolgreichsten aber auch eigenwilligsten Pioniere der Insulintherapie war zweifellos Elliot Proctor Joslin (Abb. 2).

Joslin empfahl bereits 1924 Schemata zum Wechseln der subkutanen Injektionsstellen, wobei er sogar schon auf Unterschiede in der Absorptionskinetik aus verschiedenen Körperregionen hinwies. Durchaus im Gegensatz zu seinen Zeitgenossen entwickelte Joslin ein Vorgehen zur Ersteinstellung auf Insulin, das von kleinen (Normal-) Insulingaben vor den drei Hauptmahlzeiten ausging. Dabei legte er besonderen Wert darauf, daß die Patienten jeweils vor den Injektionen den Zuckergehalt ihres Urins untersuchten, um ihr Insulin dementsprechend zu dosieren. Joslin erarbeitete auch als einer der ersten Regeln, nach denen die Insulindosierung an die Resultate der mehrfach täglich durchzuführenden Urinzuckermessungen anzupassen war.

Auch bezüglich der Ziele der Insulintherapie war Joslin besonders weitsichtig: Im Gegensatz zu vielen seiner zeitgenössischen (und späteren) Kollegen strebte er von Anfang an eine glukosuriefreie Einstellung seiner Patienten an. Während es in anderen Zentren üblich war, die Patienten wochenlang zwecks Ersteinstellung auf Insulin zu hospitalisieren, legte Joslin schon in den ersten Jahren der Insulinära großen Wert auf einen möglichst kurzen stationären Aufenthalt der Diabetiker. Ja, er propagierte und praktizierte sogar eine primär und ausschließlich ambulante Insulineinstellung von Diabetikern. Ein besonderes Verdienst Joslins lag auch darin, daß er sich intensiv um die Schulung von Patienten, Hilfspersonal und Ärzten bemühte. Schon 1925 führte er Schulungskurse für Patienten durch, in denen innerhalb von 4 Tagen die Patienten über die Abstimmung von Insulinbehandlung, Nahrungsaufnahme und körperliche Bewegung alles Wesentliche lernen konnten, was sie für eine erfolgreiche Behandlung zu Hause wissen mußten. Entscheidende Voraussetzung war schon damals die tägliche Selbstkontrolle des Stoffwechsels durch die Patienten. In diesem System kam der Krankenschwester eine außerordentlich wichtige Rolle zu: So schrieb Joslin schon 1924 „Diabetes is pre-eminently a disease for nurses".

Es wird schon bei diesen wenigen Rückblicken auf die Erfahrungen und Ansichten von Joslin aus den Jahren 1922–1925 deutlich, wie erfolgreich und zukunftsweisend die Arbeit dieses Diabetologen war und wie lange es – besonders in Deutschland – gedauert hat, bis die klinische Diabetologie zu diesen Vorstellungen zurückgefunden hat.

Mitte der dreißiger Jahre wurde die Insulintherapie durch die Einführung der Verzögerungsinsuline grundlegend verändert. Das vordergründige Ziel dieser Präparate war die Verringerung der Zahl der Insulininjektionen.

So wurden jetzt viele Diabetiker, die vorher 3- bis 4mal am Tag kurzwirkendes Insulin injiziert hatten, auf nur eine Injektion eines Verzögerungsinsulins am Tag umgestellt. Diese Entwicklung war allerdings problematisch: es wurde damit ein permanenter Hyperinsulinismus hergestellt, der nur durch häufige kohlenhydrathaltige Mahlzeiten tolerierbar war. Im Grunde war diese Behandlung allein mit Verzögerungsinsulin wesentlich unphysiologischer als die bis dato übliche Therapie mit mehrfach täglicher Injektion von kurzwirkendem Insulin.

Es gibt in der Tat Hinweise dafür, daß die Diabetiker vor der Einführung der Verzögerungsinsuline insgesamt besser eingestellt waren und weniger Komplikationen entwickelten als dies danach der Fall war.

In Deutschland bürgerte sich nach dem 2. Weltkrieg eine besonders starre Insulintherapie ein: die Patienten wurden 1- bis 2mal am Tag mit Verzögerungsinsulin behandelt, auf die Verwendung von Altinsulin wurde fast vollständig verzichtet. Die regelmäßige Durchführung von Stoffwechselselbstkontrollen durch den Patienten wurde sogar von führenden Diabetologen als bedenklich („neurotisierend") abgelehnt; die selbständige Anpassung der Insulindosierung konnte vom Patienten daher nicht mehr durchgeführt werden. Dagegen wurden mehrwöchige und alle 1–2 Jahre sich wiederholende stationäre „Neueinstellungen" von Diabetikern in Deutschland sozusagen institutionalisiert.

Ein spezielles historisches Kapitel – besonders in Deutschland – ist die Kombination des Insulins mit allerlei anderen Medikamenten – gipfelnd in der Empfehlung, zum Insulin Sulfonylharnstoffe und Biguanide zu geben. Den hiermit verbundenen Fragen haben wir ein besonderes Kapitel gewidmet.

Erst in den letzten Jahren sind solche Fehlentwicklungen richtig erkannt worden: Die Insulintherapie mit Verzögerungsinsulinen allein führte zu einem „starren" Hyperinsulinismus, zu viele schlecht informierte Patienten waren nicht zu einer Adaptation ihrer Insulindosierung in der Lage, die Dauer der stationären Behandlungen war zu lang; und aus all diesen Gründen wurde das Hauptziel der Therapie, nämlich eine gute Stoffwechselkontrolle auf Dauer, viel zu selten erreicht.

Daß dieses Behandlungsziel angestrebt werden *muß*, um Gefäßkomplikationen des Diabetes mellitus zu vermeiden, haben neuere Untersuchungen eindeutig bewiesen.

Eine dauerhaft gute Stoffwechseleinstellung ist allerdings um so einfacher zu erreichen, je flexibler und damit „physiologischer" die Insulinsubstitution erfolgt. Das heißt für die Praxis: Die Verwendung von kurzwirkendem Insulin in bedarfsgerechter Mischung mit Verzögerungsinsulin muß die alleinige Injektion von Verzögerungsinsulin 1- bis 2mal pro Tag ersetzen. Unter ambulanten Bedingungen ist eine solche dem jeweiligen Bedarf an Insulin gerechte Stoffwechselführung nur zu erreichen, wenn regelmäßig eine Stoffwechsel-selbstkontrolle (Blutzucker- oder Glukosuriemessung) durchgeführt wird und eine Anpassung der Insulindosierung, basierend auf den Ergebnissen dieser Meßwerte durch die Patienten selbst erfolgt.

Dazu muß der Patient – wie schon Joslin vor mehr als 50 Jahren gefordert hat – eingehend unterrichtet werden. Durch die labortechnischen Entwicklungen der jüngsten Vergangenheit (Blutzucker-Selbstkontrollmethoden, Bestimmungsverfahren für HbAIc) ist dieses Vorgehen wesentlich erleichtert und in seinem Erfolg letztlich nachprüfbar geworden.

Die Weiterentwicklung der Insulinpräparate und der Applikationsformen des Insulins haben weitere entscheidende Fortschritte auf dem Wege zu einer „physiologischeren" Insulinsubstitution möglich gemacht.

3 Pathophysiologie des Insulinmangels

Glukosehomeostase beim Gesunden

Die Glukosekonzentrationen im Blut liegen beim Nichtdiabetiker immer über 50 mg%, aber niemals höher als 180 mg%. Diese Konzentrationsgrenzen werden eingehalten, obwohl z. B. bei Nahrungsaufnahme, körperlicher Aktivität oder Fasten starke und oft plötzliche Glukoseverschiebungen von einem Organ in ein anderes erfolgen.

Eine Mindestglukosekonzentration im Blut von 50 mg% ist notwendig, da bei tieferen Werten mehr oder weniger rasch Bewußtlosigkeit eintreten würde: Das Hirn benötigt zur Aufrechterhaltung seiner Funktionen ca. 5 g Glukose/h. Dies erfordert eine Blutglukosekonzentration von mindestens 40–50 mg%.

Auch zu hohe Blutzuckerwerte wirken sich schädlich im Organismus aus. So kommt es z. B. zu einer pathologischen Verstärkung der Glykosylierung der Proteine. Enzyme können dadurch Veränderungen ihrer speziellen Struktur und Funktion erfahren. Ein Beispiel hierfür ist die nichtenzymatische Glykosylierung von Linsenprotein, die zur Bildung einer Katarakt führen kann.

Für die Aufrechterhaltung einer normalen Blutglukosekonzentration sind im wesentlichen zwei Hormone verantwortlich: Glukagon und Insulin. Glukagon sorgt vor allem dafür, daß die Blutglukosewerte nicht unter 50 mg% abfallen. Dies geschieht über die Leber durch Förderung der Glykogenolyse und Glukoneogenese (Abb. 3 a).

In der Leber werden pro Stunde ca. 10 g Glukose gebildet. Ungefähr 75% dieser hepatischen Glukosebildung sind glukagonabhängig. Somit ist die unter dem Einfluß von Glukagon gebildete Glukose für die Versorgung des Zentral-Nerven-Systems ausreichend.

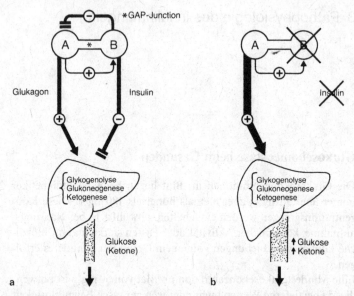

Abb.3a u. b. Gegenseitige Beeinflussung von Glukagon und Insulin in der Bauchspeicheldrüse und ihre Wirkung auf den Stoffwechsel der Leber, **a** unter physiologischen Zuständen, **b** bei fehlender Insulinbildung in der Bauchspeicheldrüse. (Nach Unger 1981)

Insulin hingegen sorgt dafür, daß der Blutzucker nicht zu hoch ansteigt. Dies erfolgt im wesentlichen über eine Hemmung der Glukosebildung und Glukoseabgabe aus der Leber, möglicherweise auch über eine Hemmung der Glukagonausschüttung aus der Bauchspeicheldrüse (Abb. 3 b).

Glukosehomeostase beim Gesunden unter Nahrungsaufnahme
(vgl. Abb. 2)

Bereits während der Nahrungsaufnahme kommt es über gastrointestinale Polypeptidhormone und vagale Stimuli zu einer vermehrten Insulinsekretion aus den B-Zellen des Pankreas. Dabei hemmt Insulin die Glukagonsekretion aus den A-Zellen und bewirkt eine Hemmung der hepatischen Glukoseproduktion.

Gleichzeitig ermöglicht Insulin die Glukoseutilisation in den insu-

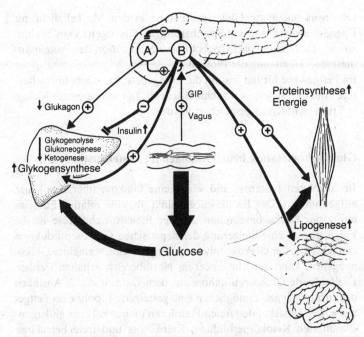

Abb. 4. Glukosehomeostase beim Gesunden unter Nahrungsaufnahme; zur näheren Erläuterung s. Text. *A* glukagonbildende A-Zellen des Pankreas; *B* insulinbildende B-Zellen des Pankreas; *GIP* gastrointestinale Polypeptid-hormone; ⊕ = fördernd; ⊖ = hemmend

linsensitiven Organen. Dazu zählen die Leber, die Muskulatur und das Fettgewebe. Diese Gewebe können ausreichende Mengen an Glukose nur in Gegenwart von Insulin aufnehmen (Muskel, Fett) bzw. verwerten (Leber). Die Insulinwirkung an den peripheren Geweben wird über ein spezifisches Insulinrezeptorsystem vermittelt. Eine Reihe anderer Organsysteme nimmt Glukose hingegen insulinunabhängig auf. Dazu zählen das Zentral-Nerven-System, periphere Nerven, rote Blutkörperchen, Blutgefäße, Bindegewebe, Nieren, etc. Der Einstrom von Glucose in diese Gewebe ist direkt von der Höhe des Blutzuckers abhängig. Ist der Blutzucker erhöht, wird entsprechend mehr Glukose in den Zellen dieser Organe abgelagert.

11

Die insulinmediierte Glukoseaufnahme in den Muskel dient zur Energiebereitstellung und Speicherung (als Glykogen). Darüber hinaus ist das Insulin eiweißanabol durch Stimulation der Proteinsynthese und Hemmung der Proteolyse.

Im Fettgewebe fördert Insulin die Lipogenese, hier kann überschüssige Glukose in, wie es manchmal scheint, fast unbegrenzter Menge in Triglyceriddepots gespeichert werden.

Glukosehomeostase beim Gesunden im Fastenzustand

Im absoluten Fastenzustand wird keine Glukose über den Darm aufgenommen. Der Insulinspiegel sinkt ab, eine relative Enthemmung der Glukagonsekretion aus der Bauchspeicheldrüse ist die Folge. Durch eine Steigerung der hepatischen Glukoseproduktion zunächst aus der Glykogenolyse, später über eine vermehrte Glukoneogenese kann der Blutzucker im Normbereich gehalten werden. Die fehlende Glukoseaufnahme aus dem Darm und das Absinken des Insulinspiegels ermöglichen eine gesteigerte Lipolyse im Fettgewebe. Die entstehenden freien Fettsäuren dienen z. T. der glukagonstimulierten Ketokörperbildung. Ketokörper und freie Fettsäuren stehen der Muskulatur und später auch dem Zentralnervensystem als Energielieferanten zur Verfügung. Schon nach eintägigem Fasten ist im Harn als Ausdruck der Ketose sog. Hungerazeton nachweisbar. Obwohl bei mehrtägiger Nahrungskarenz die Ketonämie erhebliche Ausmaße annehmen kann, führt beim Stoffwechselgesunden die Ketose nicht zur Dekompensation des Säure-Basen-Gleichgewichts.

> Hohe Insulinkonzentrationen sind mit anabolen, niedrige Konzentrationen mit katabolen Stoffwechselveränderungen assoziiert.

Akute diabetische Stoffwechselentgleisung

Charakteristisch für die akute diabetische Stoffwechselentgleisung ist ein absoluter oder zumindest ein sehr weitgehender Insulinmangel.

Ursachen des absoluten Insulinmangels

1. Erstmanifestation des Typ-I-Diabetes (=jugendlicher, insulinpflichtiger Diabetes)
2. Zusätzliche Erkrankungen, Operationen, Traumen, etc. bei Typ-I-Diabetes
3. Absetzen der Insulintherapie bei Typ-I-Diabetikern (iatrogen oder durch den Patienten)
4. Pankreatektomie.

Typ-I-Diabetiker haben keine oder nur mehr eine sehr geringe Insulinproduktion in den B-Zellen des Pankreas: es besteht praktisch ein absoluter Insulinmangel. Bei zusätzlichen Erkrankungen, Traumen, Operationen etc. nimmt die Insulinwirksamkeit ab, der Insulinbedarf kann um 100% und mehr steigen.

Ursachen des schweren relativen Insulinmangels

1. Unbehandelte Typ-II-Diabetiker (= Altersdiabetes)
2. Zusätzliche Erkrankungen, Operationen, Traumen, etc. bei Typ-II-Diabetikern
3. Behandlung mit Medikamenten, die die Insulinwirkung antagonisieren.

Übergewichtige Typ-II-Diabetiker haben, zumindest am Anfang ihrer Erkrankung, meist erhöhte oder normale Insulinkonzentrationen im Blut. Im Gegensatz zu den Typ-I-Diabetikern liegt die primäre Ursache des Diabetes bei diesen Patienten nicht an einer fehlenden Insulinbildung in der Bauchspeicheldrüse. Vielmehr liegt bei Typ-II-Diabetikern pathogenetisch ein vermindertes Ansprechen peripherer Gewebe auf Insulin vor. Die insulinsensitiven Gewebe Muskel, Fett und Leber sind mehr oder weniger insulinresistent. Es besteht ein relativer Insulinmangel. Diesen Insulinmangel versucht die Bauchspeicheldrüse durch eine Überproduktion an Insulin wettzumachen. Ist diese Belastung der Bauchspeicheldrüse anhaltend, so kann sich – bei entsprechender Disposition – im Laufe der Zeit die Insulinbildung so weit erschöpfen, daß schließlich ein absoluter Insulinmangel entsteht.

Wird der Typ-II-Diabetiker gut behandelt, kann die eigene Insulinproduktion ausreichen, das Glukosegleichgewicht wieder aufrechtzuerhalten. In besonderen Streßsituationen, wie bei zusätzlichen Erkrankungen oder perioperativ, übersteigt jedoch der Insulinbedarf die Kapazität der eigenen Produktion, und es resultiert erneut, wenn auch meist nur vorübergehend, ein relativer Insulinmangel.

Ebenso können verschiedene Medikamente wie Cortison, Diuretika, Östrogene, Gestagene etc. durch Antagonisierung der Insulinwirkung zu einem relativen Insulinmangel führen. Ein ähnlicher Wirkungsmechanismus ist für das Auftreten eines relativen Insulinmangels bei manchen endokrinologischen Erkrankungen wie Cushing-Syndrom, Morbus Cushing, Akromegalie, Hyperthyreose oder geschlechtshormonproduzierenden Tumoren verantwortlich.

Pathophysiologie der akuten diabetischen Stoffwechselentgleisung

Der absolute bzw. schwere relative Insulinmangel geht mit einer ausgeprägten Hyperglukagonämie einher (Abb. 5). Der Glukose-Output aus der Leber wird enthemmt, der Blutzucker steigt. Andererseits ist durch den Insulinmangel die Glukoseutilisation gestört, nur geringe Mengen von Glukose können in Leber, Muskel und Fettgewebe aufgenommen werden. Überschreitet die Blutglukosekonzentration die Kapazität der Niere (die Nierenschwelle für Glukose liegt bei etwa 180 mg%), wird Glukose zusammen mit Elektrolyten und Wasser im Harn ausgeschieden. Polyurie und Polydipsie sind die Folgen. Durch den Insulinmangel ist zusätzlich der Eiweißmetabolismus gestört, die Proteolyse überwiegt, die Aminosäure werden der hepatischen Glukoneogenese zugeführt. Folgen dieses Katabolismus sind Abgeschlagenheit und später Gewichtsabnahme und Muskel-

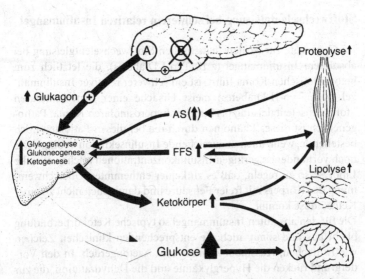

Abb. 5. Stoffwechselentgleisung bei absolutem Insulinmangel; zur näheren Erläuterung s. Text. *A* glukagonbildende A-Zellen des Pankreas; *B* B-Zellen des Pankreas; *AS* Aminosäuren; *FFS* freie Fettsäuren

schwund. Andererseits wird die Lipolyse im Fettgewebe durch ein Absinken des Insulinspiegels enthemmt, freie Fettsäuren überschwemmen den Organismus. Im Gegensatz zum Fastenzustand eines Nichtdiabetikers, bei dem die Bildung freier Fettsäuren aus den Fettdepots kaum den Energiebedarf der Muskulatur überschreitet, erfolgt während des akuten, schweren Insulinmangels ein exzessiv unkontrollierter Fettabbau.

Das Angebot der freien Fettsäuren überschreitet die Kapazität der Leber zur Fettproduktion, so daß über die β-Oxidation die Ketogenese (Azetoazetat, β-Hydroxybuttersäure, Azeton) ausgelöst wird. Einen Teil der gebildeten Ketokörper kann der Muskel zur Energiedeckung verwerten. Durch das massive Ansteigen der Ketokörperproduktion wird jedoch die Pufferkapazität der Niere überschritten, das Säure-Basen-Gleichgewicht dekompensiert, es entsteht das Bild einer metabolischen Azidose mit Hyperventilation: eine Ketoazidose mit den klinischen Zeichen von Müdigkeit, Übelkeit, Erbrechen, Azetongeruch bis hin zum Coma diabeticum.

Stoffwechselentgleisung bei schwerem relativen Insulinmangel

Im Gegensatz zur akuten diabetischen Stoffwechselentgleisung bei absolutem Insulinmangel (z. B. Typ-I-Diabetes), die letztlich zum ketoazidotischen Koma führt, ist ein schwerer relativer Insulinmangel (z. B. Typ-II-Diabetes) meist Ursache einer hyperosmolaren Stoffwechselentgleisung bis hin zum hyperosmolaren Koma. Pathogenetisch ist dieses Phänomen durch die bei diesen Patienten noch bestehende, wenn auch unzureichende Insulinsekretion bedingt. Die noch vorhandenen geringen Insulinkonzentrationen reichen aus, die Lipolyse so zu regeln, daß es zu keiner enthemmten Überschwemmung des Körpers mit freier Fettsäure und damit auch nicht zu einer Ketoazidose kommt.

Die für den absoluten Insulinmangel so typische Ketokörperbildung bleibt aus und somit auch die entsprechenden klinischen Zeichen wie Erbrechen, Kussmaul-Atmung und Azetongeruch. In den Vordergrund rücken die Hyperglykämie und die Dehydratation, die zur zunehmenden Eintrübung der Patienten führen (vgl. Kap. 10).

Chronischer Insulinmangel

Hyperglykämie-assoziierte Symptome

Chronischer relativer Insulinmangel ist Folge eines nicht oder unzureichend behandelten Diabetes. Dies gilt sowohl für insulinabhängige als auch für nichtinsulinabhängige Diabetiker. Die Blutzuckerwerte liegen bei diesen Patienten mehr oder weniger kontinuierlich über der Norm, die Insulinkonzentrationen sind jedoch gerade noch ausreichend, um eine akute Stoffwechselentgleisung zu verhindern.

Viele der Patienten „gewöhnen" sich an die überhöhten Blutglukosewerte, d. h. sie „spüren" den hohen Zucker nicht. Hingegen klagen Patienten, die erst kürzere Zeit oder kurzfristig besonders hohe Blutzuckerwerte haben, nicht selten über Sehstörungen, Druckgefühl im Kopf oder Abgeschlagenheit. Ursache der Sehstörung ist einerseits eine durch die Hyperglykämie bedingte Quellung des Linsenproteins, andererseits eine Akkomodationsschwäche.

Die durch die Hyperglykämie bedingte Polyurie und Polydipsie finden sich eigenartigerweise nicht bei jedem Patienten mit schlechter Stoffwechseleinstellung (vgl. Kap. 10).

Weiteres typisches Symptom des chronischen Insulinmangels ist eine allgemeine Infektanfälligkeit, besonders gegenüber Pilzinfektionen der Haut oder anderen, meist juckenden Dermatosen.

Besonders schwerwiegend sind Fußinfektionen, die meist erst bei bereits ausgebildeten Durchblutungsstörungen und/oder peripherer Neuropathie auftreten. Kontinuierlich erhöhte Blutzuckerwerte begünstigen jedoch das Entstehen derartiger Komplikationen und erschweren die Heilung.

Eine der Ursachen für die erhöhte Infektanfälligkeit von Patienten mit chronischem Insulinmangel dürfte eine Störung sowohl der zellulären als auch der humoralen Abwehr sein.

Weitere Symptome ausgeprägter kontinuierlicher Hyperglykämie sind eine verminderte Fertilität junger Frauen und Wachstumsstörungen bei diabetischen Kindern.

Die genauen funktionellen Ursachen vieler hyperglykämieassoziierter Symptome sind nicht geklärt. Das primäre, schädigende Agens ist jedoch eindeutig die erhöhte Blutglukosekonzentration, denn: alle angeführten Symptome des chronischen Insulinmangels sind prinzipiell voll reversibel; ihre primäre Behandlung ist daher die kontinuierliche Normalisierung des Blutzuckers.

Spätkomplikationen

Ursache der Entwicklung diabetischer Spätkomplikationen ist die Hyperglykämie. So führen erhöhte Blutzuckerwerte, wie schon erwähnt, zu einer pathologischen Verstärkung der Glykosilierung der Proteine. Der bekannteste und am genauesten untersuchte Glykosilierungsprozeß betrifft das Hämoglobin. Normalerweise sind etwa 5% des Hämoglobins glykosiliert, d. h. durch einen nichtenzymatischen, letztlich irreversiblen chemischen Prozeß mit einem Glukosemolekül verbunden. Das Ausmaß der Glykosilierung, der Verzuckerung des Hämoglobins, ist direkt proportional zu der Glukosekon-

17

zentration, mit der der Eiweißkörper während seiner 100 Tage dauernden Existenz in Berührung kommt. Bei konstanter exzessiver Hyperglykämie kann die Glykosilierung bis zu 15–20% des Gesamthämoglobins erfassen. Die klinische Chemie hat sich dieses Phänomen zunutze gemacht: Die Messung des glykosilierten Hämoglobins (HbAlc) in Prozent des Gesamthämoglobins ist heute das Standardverfahren zur Beurteilung der Langzeitqualität der Glukose-Stoffwechseleinstellung bei Patienten mit Diabetes mellitus. Für die Beurteilung der Einstellungsqualität eines Diabetes und die Langzeitführung des Patienten ist die Bestimmung der HbAlc heute unverzichtbar geworden.

Die Verzuckerung des Hämoglobins verursacht aber nicht nur eine beschleunigte Wanderung des Eiweißkörpers durch Chromatographiematerialien, ein Phänomen, das man sich bei der erwähnten klinisch-chemischen Analytik zunutze macht, sondern sie bedingt auch eine Störung in der Funktion des Hämoglobins: die Sauerstoff-Bindungskurve ist verschoben, die Kapazität des Eiweißkörpers zum Gastransport ist eingeschränkt.

In analoger Weise kann man davon ausgehen, daß sämtliche Eiweißkörper durch hohe Glukosekonzentrationen in ihrer unmittelbaren Umgebung glykosiliert (verzuckert) werden und damit in ihren spezifischen Funktionen gestört werden.

Aber auch die physikochemischen und morphologischen Eigenschaften von Strukturproteinen werden durch Glykosilierungsprozesse gestört. So führen einige Arbeitsgruppen die Verbreiterung der glomerulären Basalmembranen, ihre Strukturauflockerung und die sich daraus ergebende Albuminurie als Frühsymptom der diabetischen Nephropathie auf die pathologisch gesteigerte Glykosilierung der Basalmembran-Glykoproteine zurück. Auch als Ursache der Entstehung der diabetischen Mikroangiopathie werden heute am ehesten Glykosilierungsprozesse als Folge andauernder Hyperglykämie angenommen. Für die klinische Diabetologie ergibt sich daraus der kategorische Imperativ der Normalisierung des Blutglukosespiegels zur Vermeidung der diabetischen Spätschäden.

Literatur

Renold AE, Müller WA, Mintz DH, Cahill GF jr (1978) Diabetes mellitus.
  In: Stanburg, JB, Wyngaarden, JB, Frederichson DS (eds) The metabolic
  basis of inherited disease: Mc Graw-Hill, New York, pp 80–100
Unger RH (1981) The milieu interieur and the islets of Langerhans. Diabeto-
  logia 20: 1–11

4 Herstellung und Galenik von Insulinpräparaten

In Deutschland werden derzeit etwa 10 kurzwirkende Insulinpräparate (= *Normalinsuline,* früher auch *Altinsuline* genannt) und fast 30 Verzögerungsinsuline auf dem Markt angeboten. In den letzten Jahren sind sich die Insuline sowohl vom Wirkungsablauf wie von der Inzidenz von Nebenwirkungen immer ähnlicher geworden.

Zur Durchführung einer effektiven Insulintherapie benötigt man an sich lediglich ein *Normalinsulin* und ein *Verzögerungsinsulin,* die miteinander mischbar sein sollten, und – insbesondere für ältere Patienten – ein sog. *Kombinationsinsulin,* das eine fixierte Mischung aus einem *Normal-* und einem *Verzögerungsinsulin* darstellt.

Bei Auswahl der optimalen Insulinpräparate sollte man sich folgende Forderungen zu eigen machen: das Insulin soll möglichst geringe Nebenwirkungen (immunogene Reaktionen, lokale Unverträglichkeiten an der Injektionsstelle) haben, die verschiedenen Insulinpräparate sollen mischbar sein, und sie sollen möglichst billig sein.

In diesem Sinne ist – neben dem Preis – bei der Auswahl von Insulinpräparaten nach einer Liste von Qualitätskriterien vorzugehen. Danach unterscheiden sich die Insulinpräparate durch:

1. den *Reinigungsgrad*
2. die *Spezies (Rinder-, Schweine-, Humaninsulin)*
3. der *Insulinlösung zugesetzte Substanzen* (Verzögerungsstoffe, Adjuvanzien, Bakteriostatika etc.)
4. die *Konzentration*
5. den pH-Wert
6. die chemisch-galenischen Voraussetzungen der Mischbarkeit von *Normal-* und *Verzögerungsinsulin.*

Im folgenden werden diese Punkte im einzelnen zusammenfassend dargestellt.

Herstellung und Reinigung von Normalinsulin

Das Insulin ist ein Protein bzw. Polypeptid mit einem Molekulargewicht von ca. 5750, das aus 51 Aminosäuren zusammengesetzt ist. Es besteht aus zwei Ketten, der A- und der B-Kette, die über zwei Disulfidbrücken in charakteristischer Weise miteinander verbunden sind. Als Eiweißkörper kommt dem Insulin eine komplexe Primär-, Sekundär- und Tertiärstruktur zu; die biologische und die immunologische Wirksamkeit des Proteins ist an verschiedenen Lokalisationen besonders ausgeprägt.

Als Eiweißkörper unterliegt das Insulin der spezifischen und vor allem auch der unspezifischen Destruktion durch Proteasen – es wird daher nach oraler Gabe im Magen-Darm-Trakt rasch abgebaut. – Die Vorstufe des Insulins ist das Proinsulin, in dem die beiden Ketten des Insulins außer über die beiden Disulfidbrücken zusätzlich noch über ein Verbindungsreptid (das C-Peptid) verknüpft sind (Abb. 6).

Die ersten „Insulin"-Lösungen wurden von Banting und Best zusammen mit dem Chemiker Collip im Labor in Toronto aus tierischen Pankreata extrahiert. Heute beträgt der Jahresbedarf ca. 65 Milliarden Einheiten (1 Internationale Einheit Insulin entspricht 42 μg Reinsubstanz) – die Produktion erfordert also großtechnologische Massenherstellungsverfahren. Trotzdem erfolgt die Insulinproduktion zum allergrößten Teil immer noch mit den selben Prinzipien wie vor mehr als 60 Jahren in Toronto: das Insulin wird mittels einer Säure-Alkohol-Extraktion aus Rinder- bzw. Schweinepankreata extrahiert. Allerdings ist dieser Extraktionsprozeß perfektioniert und in seiner Ausbeute auf einige hundert Milligramm pro Kilogramm Pankreasgewebe gesteigert worden.

Pankreata von Schweinen oder Rindern werden sofort nach der Schlachtung tiefgefroren. Nach mechanischer Zerkleinerung erfolgt die erste Extraktion mit Hilfe von Alkohol in saurem Milieu. Dann wird der Extrakt neutralisiert, und in diesem pH-Bereich ausfallende Proteine werden eliminiert, im nächsten Schritt werden aus dem Extrakt Alkohol und lipophile Substanzen wie Fettsäuren und Phospholipide entfernt. Dann wird durch Zugabe von NaCl Insulin ausgefällt, dies geschieht im annähernd neutralen Milieu (unter Zugabe

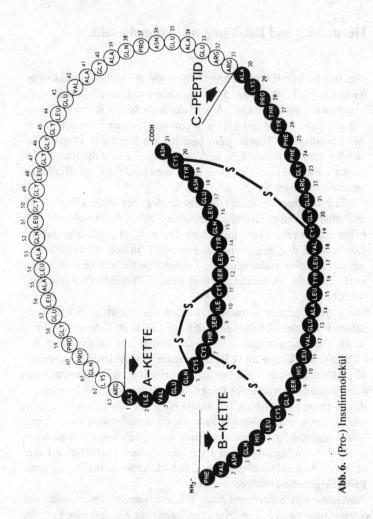

Abb. 6. (Pro-) Insulinmolekül

von Zitratpuffer, Azeton und Zn²⁺). Das so gewonnene Präparat
enthält erst zu 80–90% kristallines Insulin.

Durch erneutes Auflösen und Re-Kristallisation kann man den
Reinheitsgrad des Insulins noch geringgradig auf etwas über 90%
steigern. Die so durch Mehrfachkristallisation gereinigten Insulinpräparate gehören jedoch in Deutschland seit langem der Vergan-

genheit an. Alle in Deutschland vertriebenen Insuline werden darüber hinaus mittels chromatographischer Verfahren weitergehenden Reinigungsschritten unterzogen.

Nach Kristallisation ist das Insulinpräparat chromatographisch in 3 Fraktionen aufzutrennen: *Die a-Fraktion* enthält zahlreiche Proteine aus dem exokrinen und endokrinen Pankreas. *Die b-Fraktion* enthält vor allem Proinsulin und teilweise aufgespaltenes Proinsulin. *Die c-Fraktion* enthält zu 90% Insulin, daneben allerdings auch noch im Laufe des Herstellungsprozesses anfallende Substanzen wie Monodesaminoinsulin, Monoargininsulin und Monoethylinsulin.

Chromatographisch können a- und b-Fraktion abgetrennt werden, auch die verbleibende c-Fraktion kann durch chromatographische Verfahren weiter gereinigt werden.
Die Reinigungsqualität der heute angebotenen Insulinpräparate unterscheidet sich durch das Ausmaß der chromatographischen Reinigung:
So begnügen sich einige Insulinhersteller mit einer einmaligen chromatographischen Reinigung der durch Kristallisationsverfahren vorgereinigten Insulinpräparationen. Dabei entstehen die sog. einfach-chromatographierten, „single-peak"-Insuline. Durch wiederholte zusätzliche Chromatographieverfahren kann auch die c-Fraktion noch weiter auf das reine Insulin eingeengt werden. Durch derartige Mehrfachchromatographie ist es einigen Herstellern gelungen, ihre Insulinprodukte bis zu einem Grad zu reinigen, bei dem praktisch keine Impuritäten mehr nachweisbar sind. Solche mehrfach chromatographierten Insuline bieten in Deutschland seit mehreren Jahren die Firmen NOVO und NORDISK an; man bezeichnet diese Insulin-Präparationen als „Single-component"- oder „Monocomponent"-Insuline.
Heute sollte man *ausschließlich* mit hochgereinigten Insulinpräparaten behandeln: Die Häufigkeit der Bildung von zirkulierenden Insulinantikörpern und das Auftreten lokaler Reaktionen sind bei Verwendung dieser Präparate nachweislich seltener.

Die Spezies der Insulinpräparate: Rinderinsulin, Schweineinsulin, Humaninsulin und Wege ihrer Herstellung

Die Insuline von Schwein und Rind unterscheiden sich in ihrer Aminosäurestruktur vom Insulin des Menschen (Abb. 7).

Rinderinsulin enthält in drei Positionen andere Aminosäuren, Schweineinsulin in einer Position (Position 30 der B-Kette).

Es ist daher nicht verwunderlich, daß unter einer Behandlung mit *Rinderinsulin* signifikant häufiger mit immunogenen Nebenwirkungen der Insulinbehandlung gerechnet werden muß als bei der Therapie mit *Schweine-* oder *Humaninsulinen*. Die immunologisch bedingten Nebenwirkungen äußern sich dabei besonders in antikörperbedingten Insulinresistenzen und in Insulinallergien (vgl. auch Nebenwirkungen der Insulintherapie", S. 24).

Trotz dieser eindeutigen Nachteile des Rinderinsulins gegenüber der Verwendung von Schweineinsulin-Präparationen werden in Deutschland – und auch international – immer noch weitaus mehr Patienten mit *Rinderinsulinen* behandelt. Dies mag daran liegen, daß durch die größere Verfügbarkeit und die höhere Ausbeute aus Kälberpankreata *Rinderinsulin* preiswerter herzustellen ist als *Schweineinsulin. Es ist auch umstritten, ob es mengenmäßig überhaupt möglich wäre, die bislang mit Rinderinsulinen* behandelten Patienten sämtlich

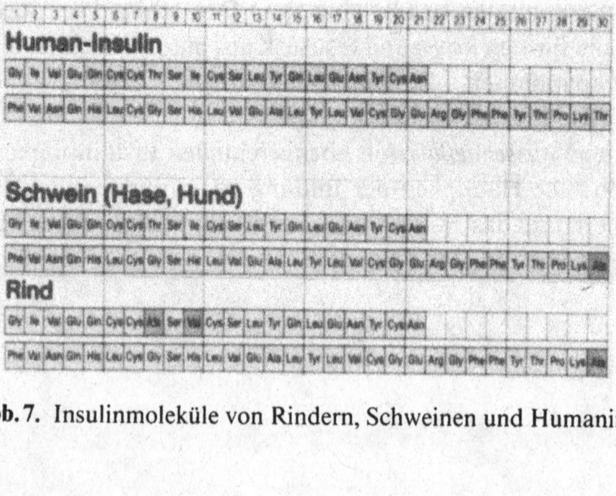

Human-Insulin

Schwein (Hase, Hund)

Rind

Abb. 7. Insulinmoleküle von Rindern, Schweinen und Humaninsulin

auf *Schweineinsuline* umzustellen. Schließlich treten ja auch längst nicht bei allen mit *Rinderinsulin* behandelten Patienten Nebenwirkungen auf, die eine Umstellung erforderlich machen würden.

Immerhin sind die Nachteile des *Rinderinsulins* auf immunologischem Gebiet so nachhaltig, daß eine Neueinstellung mit dieser Insulinspezies nicht mehr empfehlenswert ist. Auch eine intermittierende Therapie mit Insulin, z. B. perioperativ, sollte selbst bei älteren Patienten *nicht mehr* mit *Rinderinsulinen* durchgeführt werden. Neuere detaillierte Studien haben gezeigt, daß die Nachteile des *Rinderinsulins* auch bei der Verwendung von Mischinsulinen aus Rinder- und *Schweineinsulin* relevant sind – von der Ersteinstellung mit derartigen Insulinpräparaten sollte daher ebenfalls abgeraten werden.

In den vergangenen Monaten sind von verschiedenen pharmazeutischen Firmen Humaninsulin-Präparate auf den Markt gebracht bzw. vorbereitet worden. Die Humaninsuline entsprechen in ihrer chemischen Struktur dem menschlichen Insulin und machen daher eine Dauersubstitutionstherapie mit einem homologen Insulin möglich.

Grundsätzlich kann das Humaninsulin auf vier Wegen hergestellt bzw. verfügbar gemacht werden:

a) über eine chemische Totalsynthese und

b) über eine Extraktion aus menschlichen Pankreata.

Beide Wege kommen wegen der Unwirtschaftlichkeit und der geringen Ausbeute des Verfahrens (a) und der viel zu geringen Verfügbarkeit geeigneter menschlicher Pankreata (b) für die Massenproduktion von Insulin nicht in Frage.

Die für die Therapie heute einsetzbaren Humaninsuline werden entweder (c) semisynthetisch durch einen enzymatisch-chemischen Austausch der B-30-Aminosäure Alanin am Schweineinsulin durch Threonin oder (d) biosynthetisch durch gentechnologische Verfahren produziert. Über beide Wege werden reine Präparationen von Humaninsulin hergestellt. Dies konnte in einer Vielzahl von außerordentlich aufwendigen und empfindlichen Analyseverfahren nachgewiesen werden.

Das semisynthetische Verfahren (c) hat dabei den Vorteil, daß man bei der Gewinnung der Grundsubstanz, des Schweininsulins, auf seit langem bewährte und perfektionierte Produktions- und Purifikationsverfahren zurückgreifen kann. Lediglich der chemisch-enzymatische Austausch der endständigen Aminosäure könnte theoretisch eine Verunreinigung des Endproduktes durch Enzymreste oder Abfallprodukte der Semisynthese nach sich ziehen. Das Auftreten derartiger Sekundärverunreinigungen des Insulinpräparates konnte jedoch durch entsprechende Qualitätskontrollen nach menschlichem Ermessen ausgeschlossen werden. Der Nachteil des semisynthetischen Verfahrens besteht in der unveränderten Abhängigkeit der Insulinproduktion von der Verfügbarkeit von Schweineinsulin.

Für den biosynthetischen Weg zum Humaninsulin (d) stehen zwei realistische Alternativen zur Verfügung. Durch die Übertragung von entsprechendem Genommaterial auf die Plasmide von E.-coli-Stämmen lassen sich diese Mikroorganismen unter bestimmten Bedingungen dazu bringen, die A- bzw. die B-Kette des Humaninsulins zu produzieren. Nach entsprechender Isolierung und Reinigung der beiden Insulinteile können diese durch bestimmte chemische Vorgänge über den Schluß der beiden Disulfidbrücken zwischen ihnen zum Humaninsulin vereinigt (rekombiniert) werden. Auf diesem Wege produziertes Humaninsulin bezeichnet man daher auch als gentechnologisch hergestelltes Rekombinations-Humaninsulin (DNA-Humaninsulin, recombinant). Das grundsätzliche Problem bei diesem Verfahren ist die absolute Notwendigkeit, das Endprodukt von auch noch so geringfügigen Anteilen der E. coli, die die Insulinketten produziert hatten, zu befreien. Für diese Reinigungsschritte konnte man nur indirekt auf die jahrzehntelangen Erfahrungen mit der Purifikation von pankreasextrahierten tierischen Insulinen zurückgreifen. Es wurden neue Verfahren und Qualitätskontrollen entwickelt. Aufgrund dieser Prüfungen kann man heute nach menschlichem Ermessen davon ausgehen, daß die biosynthetisch über Rekombination der A- und B-Ketten produzierten Humaninsuline frei von Abfallprodukten des Rekombinations-Verfahrens und – noch wichtiger – frei von E.-coli-Polypetiden sind. Nicht zuletzt hatten eingehende immunologische Untersuchungen die Reinheit dieser Humaninsulin-Präparationen nachgewiesen, und das Auftreten von Antikörpern gegen E.-coli-Proteine bei den im Rahmen von klinischen Prüfungen bereits mit diesen Insulinen therapierten Patienten konnte ausgeschlossen werden.

Für die Zukunft dürfte sich allerdings eine andere Variante der gentechnologischen Insulinproduktion anbieten, die dem Verfahren für das sich die Natur einst mit so großem Erfolg entschieden hat, wesentlich näher kommt. Durch Einführung des entsprechenden genetischen Informationsmaterials in Plasmide von E. coli soll – wie in der gesunden β-Zelle der Langerhans-Inseln – die Produktion von Humanproinsulin ausgelöst werden. Das Proinsulin wird dann enzymatisch in C-Peptid und Humaninsulin gespalten – ein Prozeß, der insgesamt wesentlich effizienter und ergiebiger sein dürfte als die Rekombination der getrennt produzierten Insulineinzelketten. In den einschlägigen pharmazeutischen Firmen wird derzeit daran gearbeitet, daß dieses Verfahren zur biosynthetischen Humaninsulin-Herstellung für die Massenproduktion genutzt werden kann. Es ist davon auszugehen, daß schon bald sämtliche Insulinhersteller dieses Produktionsverfahren favorisieren werden.

Was die Reinheit der derzeit angebotenen Humaninsulin-Präparate anbelangt, ist davon auszugehen, daß diese höchsten Anforderungen entsprechen und nicht mit irgendwelchen Nebenwirkungen durch Verunreinigungen des Insulins zu rechnen ist.

Erste immunologische Untersuchungen bei Patienten die entweder von vornherein mit *Humaninsulin* behandelt wurden oder bei solchen, die auf *Humaninsulin*-Therapie umgestellt worden waren, haben ergeben, daß auch unter der subkutanen Therapie mit *Humaninsulin* zirkulierende Insulinantikörper nachweisbar werden. Dieser zunächst überraschende Befund dürfte mit der subkutanen Applikationsweise und mit der enzymatischen Degradation des Insulins an der Injektionsstelle ursächlich zusammenhängen. In jedem Falle ist das Auftreten und das Ausmaß der Immunreaktionen unter *Humaninsulin*-Therapie sehr gering. Sowohl bei Neueinstellungen als auch bei Umstellungen zeichnete sich ein erheblicher Vorteil gegenüber der Verwendung von *Rinderinsulinen* ab. Die Unterschiede zwischen *Human-* und *Schweineinsulinen* waren allerdings weit weniger deutlich, in einigen Studien gar nur minimal.

Dem Insulin zugesetzte Substanzen

Zusätze zum Insulin können aus folgenden Gründen erfolgen:
1. zur Verzögerung der Insulinwirkung
2. als Desinfizienzien
3. zur Kristallisierung und Pufferung.

1. Verzögerung der Insulinwirkung

Schon bald nach der Einführung des Insulins in die Therapie wurden Anstrengungen unternommen, die Wirkungsdauer des Insulins durch Zusätze zu verlängern. Erste Versuche, z. B. mit Gummi arabicum, Lezithin, Ölsuspensionen und Cholesterin scheiterten. Erst 1936 gelang Hagedorn die Entwicklung des Protamininsulins: dem Insulin zugesetztes Protamin verhindert als Base die Löslichkeit des Insulins bei neutralem pH-Wert. Mit Verzögerungsinsulin sollte es den Patienten ermöglicht werden, weniger häufig – wenn möglich nur einmal am Tag – zu injizieren, als dies mit dem kurzwirkenden Insulin (Normalinsulin) allein der Fall gewesen war.

Protamin als Verzögerungssubstanz

Protamin ist ein basisch reagierendes Protein und wird aus Fischsperma gewonnen. Über allergische Reaktionen gegen dieses Protein liegen nur wenige Berichte vor. Die ersten Protamininsuline waren in neutraler Lösung nicht stabil, die Patienten mußten vor Injektion noch Phosphatpuffer zum Insulin mischen!

Protamin-Zink-Insulin (PZI)

Das erste in neutraler Lösung stabile Verzögerungsinsulin war das Protamin-Zink-Insulin. Zink, in geringer Dosis dem Protamininsulin zugefügt, ergibt ein stabiles, neutrales Insulinpräparat mit einer Wirkungsdauer von bis zu 72 h. Es eignet sich nicht zur Mischung mit kurzwirkendem Insulin (Überschuß an Protamin bindet das kurzwirkende Insulin).

NPH-Insulin (NPH = Neutral-Protamin Hagedorn)

Dieses Insulin wurde 1946 von Hagedorn eingeführt. Im Gegensatz zum Protamin-Zink-Insulin enthält das NPH-Insulin Protamin und

Insulin in isophaner Menge, d. h. weder Protamin noch Insulin liegen im Überschuß vor (deshalb auch *Isophan-Insulin* genannt). Damit Protamin mit Insulin bei neutralem pH-Wert Kristalle bilden kann, ist der Zusatz von Zink, Phenol und/oder Cresol in geringen Konzentrationen notwendig. Der neutrale pH-Wert des NPH-Insulins wird durch Zugabe eines Phosphatpuffers gesichert. Die Wirkungsdauer des NPH-Insulins beträgt ca. 12–14 h.

NPH-Insulin kann mit kurzwirkendem Insulin stabil gemischt werden. Dementsprechend werden verschiedene Präparate angeboten, die Mischungen von kurzwirkendem Insulin und NPH-Insulin enthalten. Zum Beispiel enthält Mixtard (NORDISK) eine Mischung von 30% kurzwirkendem Insulin und 70% NPH-Insulin und Initard (NORDISK) je 50% kurzwirkendes Insulin und NPH-Insulin.

Möglicherweise sind bei Insulinen verschiedener Spezies andere Proportionen zwischen Insulin und Protamin nötig, um ein *Isophaninsulin* herzustellen. Bei der klinischen Verwendung von NPH-Humaninsulin sind z. B. deutlich kürzere Wirkungsabläufe festgestellt worden als bei NPH-Schweineinsulinpräparaten.

Insulin-Zink-Suspensionen

Das erste Präparat mit diesem Verzögerungsprinzip war Lente-Insulin. Seine Entwicklung war durch die Entdeckung möglich, daß sich die Insulinwirkung – bei neutralem pH – durch geringe Mengen an Zink verzögern läßt. Die Pufferung der Lösung erfolgt dabei nicht mit Phosphatpuffer (wie beim Protamininsulin), sondern z. B. mit einem Azetatpuffer.

Das Ausmaß der Wirkungsverzögerung der Insulin-Zink-Suspensionen ist vom physikalischen Zustand des Insulins abhängig: Amorphes Insulin wirkt schneller als kristallines Zinkinsulin.

Insulin Semilente (NOVO) enthält amorphes Insulin (mit einer für ein Verzögerungsinsulin sehr kurzen Wirkungsdauer).

Insulin Ultralente (NOVO) enthält kristallines Zinkinsulin (mit einer Wirkungsdauer bis zu 24–36 h).

Weder rein amorphes Insulin noch rein kristallines Insulin eignen sich für eine zweimalige Injektion am Tag. Ein solches, in seinem Wirkungsablauf dem NPH-Insulin gleichkommendes Insulin, ist nur durch die Kombination dieser beiden Verzögerungsprinzipien zu erreichen.

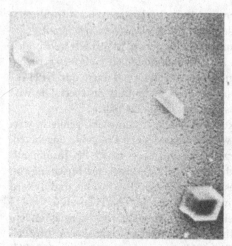

Abb. 8. Vergrößerung von Zink-Insulin-Kristallen

Zunächst war eine Kombination von amorphem und kristallinen Zinkinsulin nur möglich, wenn der amorphe Anteil aus Schweineinsulin und der kristalline Anteil aus Rinderinsulin bestand. Diese Zusammensetzung hat Insulin Lente (NOVO) mit einem Mischungsverhältnis von 3 (amorpher Anteil) zu 7 (kristalliner Anteil).

Später gelang es, ein Verzögerungsinsulin herzustellen, das in einem Mischungsverhältnis von 3 : 7 amorphes *und* kristallines Schweineinsulin enthält, das Insulin Monotard (NOVO).

Surfeninsulin

Die synthetische Substanz *Surfen* (1,3–4-amino-2-methyl-6-quinolyl-Harnstoff) ist die in den DEPOT-HOECHST-Insulinen enthaltene Verzögerungssubstanz.

Surfen liegt mit Insulin im Präparat in Lösung vor; deshalb ist dieses Verzögerungsinsulin als einziges klar. Der pH-Wert dieser Lösung ist sauer. Nach Injektion ins subkutane Gewebe kommt es durch den dort herrschenden neutralen pH zu einer Ausfällung von Insulin-Surfen-Komplexen, die als amorphe Partikel vorliegen.

Surfeninsulin wirkt kürzer als NPH-Insulin und Monotard, sein Wirkungseintritt ist deutlich rascher.

30

Mehrfach wurde über Allergien gegen *Surfen* berichtet. Auch kann der saure pH-Wert dieser Insulinpräparate zu lokalen Hauterscheinungen führen. In der Tat ist die Mehrzahl der sog. „Insulinallergien" heutzutage in Wirklichkeit nicht auf eine allergische Reaktion gegen das Insulin selbst zurückzuführen, sondern auf Effekte von Begleitsubstanzen wie z. B. *Surfen*. Surfeninsulin wurde in besonderem Maße in Deutschland verwendet, in anderen Ländern kam es kaum zum Einsatz.

Andere Verzögerungsprinzipien
Globininsulin, ein Insulin das zur Wirkungsverzögerung an humanes Globin gebunden ist, findet kaum mehr Verwendung.

Insulinanaloga

Als *Optisulin* wird von der Firma HOECHST noch „Insulindefalan" angeboten. Dabei handelt es sich um ein relativ kurzwirkendes Insulinanalogon, das Des-phenylalanin-B-1-Insulin, ein Insulin, in dem die Aminosäure Phenylalanin am Beginn der B-Kette entfernt wurde. Diese Insulinanaloga werden vom Rinderinsulin oder vom Schweineinsulin ausgehend gewonnen. Vorteile versprach man sich von der geringeren Antigenität dieser Substanzen und ihrer geringeren Bindungsaffinität an vorliegende Insulinantikörper. Ein insulindefalanenthaltendes Verzögerungsinsulin ist (mit Zusatz von kristallinem Rinderinsulin) *Optisulin depot CR*. *Optisulin retard CR* ist eine Mischung von amorphem Insulindefalan mit kristallinem Rinderinsulin.
Diese Entwicklungen bieten gegenüber den hochgereinigten Schweineinsulinen und dem Humaninsulin praktisch keine Vorteile, sie finden deshalb kaum klinische Anwendung.

2. Desinfizienzien und Bakteriostatika

Der Zusatz von Desinfizienzien zum Insulin wird allgemein für notwendig gehalten. Desinfizierend wirken manche der Stoffe, die ohnehin aus galenischen Gründen in den Präparaten enthalten sein

31

müssen. So sind im NPH-Insulin bereits Cresol und Phenol enthalten.

Insulin-Zink-Suspensionen darf kein Phenol zugesetzt werden, da dies die physikalischen Eigenschaften der Insulinpartikel verändern würde, deshalb enthalten diese Präparate Methylparaben (= Methylparaoxibenzoesäure). Auch die in diesen Präparaten enthaltenen Zinkionen haben antimikrobiell wirkende Eigenschaften.

Durch diesen mehrfachen antibakteriellen Schutz werden Komplikationen durch bakterielle Kontamination der Insulinampullen trotz wiederholtem Einstechen der Nadel vermieden.

3. Zur Kristallisierung und Pufferung notwendige Stubstanzen

Den Zinkinsulin-Suspensionen muß ohnehin – zur Überführung des Insulins in die kristalline Phase – NaCl zugesetzt werden.

NPH-Insuline enthalten Glycerol, letzteres fällt bei Anwesenheit von Aprotinin aus, deshalb sollten entsprechende Behandlungsversuche der – extrem seltenen – Insulinresistenz durch vermehrte lokale Degradation nicht mit solchen Insulinpräparaten durchgeführt werden.

Praktisch wichtig ist, daß manche Insuline (z. B. die Insuline der Firma NORDISK) Phosphat als Puffersubstanz enthalten.

> Phosphat enthaltendes Insulin *nie* mit Zink-Insulin-Suspensionen mischen! Es käme sonst zu einer Ausfällung von Zinkphosphat, der Verzögerungsablauf des Zinkinsulins würde in nicht abschätzbarer Weise vermindert! Daher ist die Verordnung einer Mischung von Velasulin (NORDISK) mit Monotard (NOVO) aus galenischen Gründen nicht möglich!

Insulinkonzentrationen

Die ersten Insulinpräparate enthielten nur 1 Einheit Insulin pro ml. Später waren höhere Konzentrationen herstellbar.

In Deutschland enthalten alle Insulinpräparate 40 E Insulin pro ml;

lediglich *Lente-Insulin* (NOVO) wird auch in einer Konzentration von 80 E pro ml angeboten.

In den USA, Kanada und anderen Ländern ist – stellenweise ausschließlich – Insulin auf dem Markt, das 100 E pro ml enthält. Weltreisende Patienten sind darauf aufmerksam zu machen.

In England hat man sich entschlossen, ab 1983 nur noch auf 100 E pro ml konzentriertes Insulin zu verwenden. Diese Präparate sind mit der Aufschrift U 100 gekennzeichnet.

In Deutschland sind z. Zt. keine Bestrebungen im Gange, die Konzentration der Insulinpräparate zu ändern.

Für Zwecke der Forschung und besondere klinische Notwendigkeiten ist es möglich, Insulinkonzentrationen bis 5 000 E pro ml herzustellen, auch geringere Insulinkonzentrationen als 40 E pro ml stehen zur Verfügung.

In verschiedenen Untersuchungen wurde darauf hingewiesen, daß die Absorption subkutan injizierter *Normalinsuline* in die Zirkulation mit zunehmender Insulinkonzentration verzögert abläuft. Diese Befunde konnten zwar noch nicht eindeutig bestätigt werden, die Möglichkeit einer Veränderung des Insulinwirkprofils bei Wechsel zu Insulinpräparationen unterschiedlicher Konzentrationen sollte jedoch bedacht werden.

pH-Wert der Insulinlösung

Aus bereits oben erwähnten galenischen Gründen werden einige Insulinpräparate in pH-sauren Lösungen hergestellt. Die saure Eigenschaft dieser Insuline muß eindeutig als nachteilig angesehen werden. Es konnte gezeigt werden, daß bei der Verwendung saurer Insuline mit einer deutlichen Vermehrung von Immunreaktionen gegen das exogene Insulin und auch zu einer gesteigerten Inzidenz von lokalen Unverträglichkeits-Reaktionen zu rechnen ist. Darüber hinaus haben einige Untersuchungen darauf hingewiesen, daß die Absorption neutraler *Normalinsuline* aus dem subkutanen Injektionsdepot in die Zirkulation deutlich schneller abläuft als bei der Verwendung von sauren Insulinpräparationen.

Von der Verwendung von sauren Insulinpräparaten ist daher – insbesondere bei der Neueinstellung mit Insulin – heute abzuraten.

Die chemisch-galenischen Voraussetzungen der Mischbarkeit von Normal- und Verzögerungsinsulinen

In der modernen Therapie insbesondere jüngerer Typ-I-Diabetiker hat sich das Mischen von *Normal-* und *Verzögerungsinsulinen* nun auch in Deutschland als das Standardverfahren durchgesetzt. Die verschiedenen Vorteile dieser freien Mischungen gegenüber fixen Kombinationen werden in Kap. 7 eingehend dargelegt. Als Voraussetzung für eine solche Applikationsweise muß die galenisch-chemische Kompatibilität des *Normal-* und des *Verzögerungsinsulins* gegeben sein. Für die Zink-Insulin-Suspension (*Monotard,* NOVO), das *Actrapid*(NOVO)-*Insulin* (unter Beachtung der Tatsache, daß die Mischung unmittelbar injiziert werden muß) und die isophanen NPH-Insuline mit den entsprechenden *Normalinsulinen* ist die Mischbarkeit experimentell abgesichert (vgl. Kap. 5). Dabei kommt es insbesondere auf die Erhaltung des schnellwirkenden *Normalinsulin*-Anteils in der Mischung an. Die Mischbarkeit konnte auch für die entsprechenden Humaninsulin-Präparate festgestellt werden.

Bei anderen *Verzögerungsinsulinen,* wie z. B. bei den *Surfeninsulinen* oder nichtisophanen NPH-Präparationen, ist mit einer teilweisen oder vollständigen Umwandlung des *Normalinsulins* in ein *Verzögerungsinsulin* zu rechnen. Die Herstellung von Mischungen derartiger Insulinpräparationen ist daher nicht sinnvoll.

Wenn man eine feste Kombination von kurzwirkendem Insulin mit Verzögerungsinsulin wünscht (bei älteren Diabetikern, die nicht selbst mischen können), empfiehlt sich die Anwendung von *Insulin Mixtard* (NORDISK). (30% Normalinsulin: 70% NPH Insulin).

Welche Insulinpräparate sollte man heutzutage einsetzen?

Aufgrund der bisher erfolgten Darstellungen sind nach unseren klinischen Erfahrungen bei der Neueinstellung von Diabetikern an die Insuline folgende Anforderungen zu stellen:

- Hochgereinigte Insuline ohne nebenwirkungsreiche Zusätze
- Schweine- oder Humaninsuline
- pH-neutrale Insulinlösungen mischbarer Präparate.

In Deutschland werden diese Anforderungen z. Zt. von folgenden Normalinsulinen erfüllt (Stand Januar 1983):

- INSULIN ACTRAPID NOVO (Schweine-Insulin)
- INSULIN ACTRAPID HM NOVO (Human-Insulin)
- VELASULIN NORDISK (im Ausland VELOSULIN).

Bei den Verzögerungsinsulinen ist es – wie in Kap. 7 detailliert dargestellt – darüber hinaus besonders günstig, Insuline mit einer Wirkdauer von 12–14 h zu verwenden, d.h. Insuline die sich für eine zweimalige Injektion pro Tag eignen. Diese Anforderungen erfüllen in Deutschland derzeit (Januar 1983):

- INSULATARD NORDISK als isophanes NPH-INSULIN
- MONOTARD NOVO (Schweine-Insulin)
- MONOTARD HM NOVO (Human-Insulin) als Insulin-Zink-Suspensionen.

Es ist damit zu rechnen, daß sich die Liste der Insulinpräparate in den nächsten Monaten durch Neueinführungen noch erheblich erweitern wird.

Humaninsuline sind besonders für die erste Behandlung und versuchsweise bei lokalen und generalisierten Insulinreaktionen indiziert.

Diese Empfehlungen gelten für alle neu mit Insulin zu behandelnden Patienten; Patienten, die bislang mit anderen Insulinen nachweisbar gut eingestellt sind und keinerlei lokale Nebenwirkungen der Insulintherapie zeigen, brauchen nicht obligaterweise umgestellt zu werden.

Humaninsulin oder hochgereinigtes Schweineinsulin?

Seit hochgereinigtes Insulin in der Zusammensetzung des menschlichen Insulins zur Verfügung steht, stellt sich die Frage, ob nun prinzipiell mit diesem Insulin behandelt werden sollte.

Zusammenfassend ist dazu festzustellen, daß aufgrund der heute bekannten Befunde die Therapie mit semisynthetischem und biosynthetischem Humaninsulin sicher und frei von durch die Art der Herstellung bedingten Nebenwirkungen ist. Für die klinische Behandlung bietet das Humaninsulin gegenüber dem Rinderinsulin Vorteile durch eine geringere Antigenität; dieser Vorteil ist gegenüber hochgereinigten Schweineinsulin-Präparaten wesentlich weniger ausgeprägt und nicht sicher nachgewiesen.

Durch die Umstellung von Schweineinsulin auf Humaninsulin allein ist nicht mit einer Verbesserung der Stoffwechsellage oder mit einer Lösung von Therapieproblemen bei sog. labilen Diabetikern zu rechnen. Vor derartigen Hoffnungen muß nachdrücklich gewarnt werden: sie entbehren jeglicher Grundlage.

Die Therapie mit Schweineinsulin (wie von uns seit Jahren empfohlen) oder mit Humaninsulin ist gegenüber der Behandlung mit Rinderinsulinen wegen der unterschiedlichen Antigenität der Insuline grundsätzlich vorzuziehen.

Wir empfehlen die versuchsweise Umstellung auf Humaninsulin bei allen immunologisch bedingten Insulinresistenzen oder -allergien und bei lokalen Unverträglichkeitsreaktionen. Außerdem erscheint es sinnvoll, Ersteinstellungen von Typ-I-Diabetikern mit Humaninsulin-Präparaten vorzunehmen.

Eine routinemäßige Umstellung von Schweineinsulin auf Humaninsulin-Therapie erscheint auch angesichts der preislichen Differenzen nicht gerechtfertigt, es sei denn es lägen immunologische Nebenwirkungen oder lokale Unverträglichkeitsreaktionen der Insulinbehandlung vor.

Für eine Umstellung von Schweine- oder Rinderinsulin auf Humaninsulin ist es wichtig, über den Wirkungsablauf des verwandten Humaninsulinpräparates informiert zu sein:

Die Wirkungsprofile von Human-Monotard und Monotard-Schweineinsulin sind identisch. Humaninsulin mit Protamin als Verzögerungasubstanz wirkt schneller und kürzer als Schweineinsulin mit Protamin. Darauf ist bei einer Umstellung zu achten.

In Zukunft gilt es – neben einer aufmerksamen Beobachtung der Preise – darauf zu achten, welche Reinigungsqualität, Verzögerungsprinzipien und Wirkungsabläufe die angebotenen Humaninsulinpräparate haben werden.

Literatur

Berger M (editor) Subcutaneous insulin therapy. Springer, Berlin Heidelberg New York (in preparation)
Sonnenberg GE, Berger M (1983) Die klinische Bedeutung des Human-Insulins. Dtsch Med Wochenschr (im Druck)

5 Pharmakokinetik subkutan injizierten Insulins

Die molekularbiologischen Vorgänge der Absorption von Insulin in die Blutbahn nach der subkutanen Injektion der Hormonlösung sind bis heute noch nicht endgültig geklärt. Die Erweiterung der Kenntnisse über die Kinetik des Absorptionsvorganges hat jedoch für die klinische Praxis eine zunehmende Bedeutung gewonnen. Mit der Intensivierung der Bemühungen zur Sicherung einer Normalisierung der Glukosestoffwechseleinstellung ist eine möglichst konstante, vorhersehbare Absorption des subkutan injizierten Insulins zu einer wichtigen Grundlage des Therapieerfolges geworden. Dabei ist festzuhalten, daß die subkutane Insulinapplikation insofern grundsätzlich unphysiologisch ist, als sie anatomisch und physiologisch gesehen an einer ungünstigen Stelle erfolgt. Die Hauptwirkung des Insulins im Rahmen der Steuerung der Glukosehomöostase entfaltet sich an der Leber; im Zuge der ersten Leberpassage des aus dem Pankreas in den Pfortaderkreislauf freigesetzten Hormons wird etwa die Hälfte des Insulins eliminiert, ohne jemals in den peripheren Kreislauf zu gelangen. Das Resultat ist, daß der Insulinspiegel im Pfortaderblut erheblich höher ist als in der Peripherie. Mit der Verabreichung des Insulins in das subkutane Fettgewebe hat das Hormon erst den Kreislauf zu passieren, bevor es über die Leberarterien seinen Hauptwirkungsort, den Hepatozyten, erreicht. Da das Insulin in diesem Falle die Leber auf dem Umweg über den großen und kleinen Kreislauf erreicht, ist zur Gewährleistung einer physiologischen Insulinkonzentration in der Leber ein erheblich höherer peripherer Insulinspiegel erforderlich als unter physiologischen Bedingungen. Aus diesem Grunde haben wir bei der subkutanen Insulinsubstitution in der Behandlung des Diabetes mellitus stets von einem unterschiedlich ausgeprägten peripheren Hyperinsulinismus auszugehen.

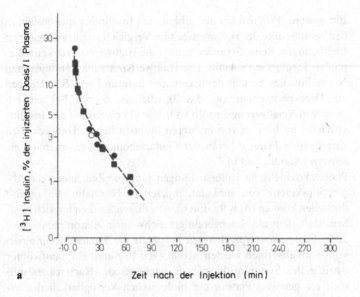

a

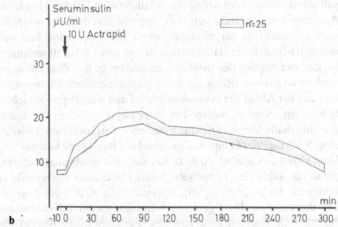

b

Abb. 9. a Serumspiegel von intaktem exogenen Insulin nach Injektion von semisynthetischem [³H]-Insulin bei gesunden Probanden. (Nach Halban et al. 1981). **b** Seruminsulinspiegel nach der subkutanen Injektion von 10 E Normalinsulin bei stoffwechselgesunden Probanden. (Nach Berger et al. 1982)

Ein weiteres Problem bei der subkutanen Insulintherapie besteht in der Veränderung der Halbwertszeit im Vergleich zu physiologischen Bedingungen. Beim *Gesunden* beträgt die Halbwertszeit des zirkulierenden Insulins etwa 4 min. Die Halbwertszeit subkutan injizierten Normalinsulins beträgt demgegenüber aufgrund von Schätzungen aus Tierexperimenten etwa das 10fache, also 40 min. Bei Verwendung von Verzögerungsinsulin kann die Halbwertszeit des Insulins durchaus im Bereich von mehreren Stunden liegen. Dadurch wird eine flexible Feinregulation der Glukosehomöostase erheblich erschwert (Abb. 9a und b).

Pharmakokinetische Untersuchungen jüngerer Zeit haben die Absorptionskinetik von subkutan injiziertem Normalinsulin präzise darstellen können (Abb. 9a und b). Aus diesen Studien hat sich ergeben, daß neutrale, hochgereinigte Schweineinsulinpräparate und auch die neuen entsprechenden Präparate der Humaninsulinserien sehr rasch absorbiert werden: schon nach 10 min ist ein signifikanter Anstieg des Seruminsulinspiegels nachweisbar. Nach ca. 60 min wird ein gewisses Plateau der biologischen Verfügbarkeit des Insulins erreicht, und der Abfall des zirkulierenden Insulins bis auf die Ausgangswerte erstreckt sich über mehrere Stunden. Die wesentlichen Unterschiede zur physiologischen Insulinsekretion bestehen mithin darin, daß die Halbwertszeit ca. um den Faktor 10 verlängert ist, daß der Anstieg der Insulinkonzentration in der Zirkulation erheblich langsamer erfolgt als unter physiologischen Bedingungen und daß der Abfall des Seruminsulins auf den Ausgangswert mehrere Stunden erfordert, während es unter physiologischen Bedingungen innerhalb Minutenfrist nach Sistieren der Insulinsekretion zu einer Rückkehr der Seruminsulinspiegel auf Basalwerte kommt.

Die „unphysiologische" Applikation der Insulinsubstitutionstherapie in das subkutane Fettgewebe bedingt noch eine Reihe anderer Probleme. So bestehen sichere Anzeichen dafür, daß ein gewisser Teil des unter die Haut gespritzten Insulins an der Injektionsstelle enzymatisch abgebaut wird, bevor es überhaupt in die Blutzirkulation gelangt. Aufgrund von Schätzungen kann man davon ausgehen, daß dieser lokale Abbau zumindest für das neutrale Normalinsulin in einer Größenordnung von 10–20% der gesamtapplizierten Insulindosis liegt. Es gibt aber bestimmte sehr seltene Formen der Insulinresistenz, bei denen weit mehr, ja sogar der wesentliche Teil der subkutan injizierten Insulindosis in der Subkutis der Injektionsstelle degradiert wird. Diese spezielle Form der Insulinresistenz, bei der oft astronomische Mengen von Insulin zur Kompensation des Stoffwechsels erforderlich sein können, kann man leicht durch die massiven Unterschiede in der Wirksamkeit subkutan und intravenös injizierter Normalinsulindosen auf den Blutzucker erkennen. Aber auch abgesehen von diesem sehr seltenen Krankheitsbild dürfte es Unterschiede in dem lokalen Degradationsprozeß zwischen verschiedenen Injektionsstellen und von einem Patienten zum anderen geben; man kann davon ausgehen, daß die Unterschiede zu einem gewissen Grade an der Schwierigkeit, durch die subkutane Insulinsubstitution eine konstante Blutzuckereinstellung zu erreichen, beteiligt sind.

Auch die weiteren Transportwege und Stationen des Insulins auf seinem Weg vom subkutanen Injektionsort in die Blutbahn sind nicht endgültig geklärt. Es ist jedoch unbestritten, daß mehr als 80% des injizierten Normalinsulins direkt über die Kapillaren aufgenommen wird und nur ein wechselnder, sehr geringer Anteil über das Lymphabflußsystem in die Blutbahn gelangt. Aus diesem Grunde ist es wahrscheinlich, daß Veränderungen im Bereiche der Basalmembranen der Endstrombahnen der Gefäße, wie sie bei diabetischen Spätschäden auftreten können, nicht ohne Folgen für die Insulinabsorption bleiben dürften.

Die ohnehin molekularbiologisch noch weitgehend unklaren Vorgänge der Insulinabsorption werden weiter kompliziert, wenn Hormonlösungen mit saurem pH und/oder Zusatz von bestimmten Verzögerungssubstanzen injiziert werden. Die physikochemischen Grundlagen der Absorptionsvorgänge von Verzögerungsinsulin konnten bislang kaum jemals exakt definiert werden; dementsprechend zeigt sich eine erhebliche Variabilität in der Kinetik des Absorptionsvorganges von Patient zu Patient.

Es ist schon seit langem bekannt, daß diese Variabilität des Absorptionsprozesses subkutan injizierten Insulins besonders groß ist, wenn es zu lokalen Störungen oder entzündlichen Veränderungen an der Injektionsstelle kommt. So ist insbesondere bei lokalen Lipodystrophien und -atrophien oder allergischen Reaktionen mit irregulären, kaum vorhersehbaren Absorptionskinetiken für die Insulinpräparate zu rechnen.

Selbstverständlich können auch Unterschiede in der Insulininjektionstechnik zu einer Veränderung der Absorption führen, insbesondere dann, wenn anstatt subkutan intrakutan oder intramuskulär injiziert wird; aber auch Injektionstiefe und -geschwindigkeit haben einen nicht unerheblichen Einfluß auf die Absorptionsgeschwindigkeit, zumindest bei der Injektion von Normalinsulinpräparaten.

Eine stabile Stoffwechseleinstellung erfordert eine vorhersehbare Insulinabsorption. Auf eine korrekte standardisierte Insulininjektion ist daher bei der Schulung der Patienten größter Wert zu legen.

Bei fehlerhafter Insulininjektionstechnik können die größten Fortschritte, z.B. in der Herstellung von Insulinpräparaten oder bei der Stoffwechselselbstkontrolle, nicht zum Tragen kommen.

Setzt man nun voraus, daß die Insulininjektion korrekt durchgeführt wird und keine Unverträglichkeitsreaktionen sowie gefäßbedingte oder enzymatische Einflüsse am Injektionsort auftreten, die zu einer Variabilität der Insulinabsorption führen, dann ergeben sich immer noch eine Reihe von praktisch klinisch wichtigen Faktoren, die zu einer Veränderung der Insulinabsorption führen können.

In ausgedehnten Untersuchungsserien wurde in jüngerer Zeit geprüft, welche Faktoren die Absorptionsgeschwindigkeit von kurzwirkenden Schweineinsulin-Präparaten beeinflussen können. Dabei wurde besonderer Wert auf die Untersuchung von klinisch-praktisch wichtigen Bedingungen gelegt.

1. Injektionsstelle

Die Absorptionskinetik von subkutan injiziertem Normalinsulin hängt u.a. von der anatomischen Struktur des Applikationsortes ab. Das wird in besonderer Weise bei pathologischen Veränderungen des subkutanen Fettgewebes, wie z.B. bei Lipodystrophien, deutlich. Die Injektion des Insulins in derartig veränderte Hautbezirke führt zu unvorhersehbaren Veränderungen der Absorption des Hormons (häufig als Ausdruck eines sog. „Brittle"-Diabetes mißdeutet) und sollte vermieden werden. Aber auch bei normaler Struktur des subkutanen Fettgewebes ergeben sich aufgrund der anatomischen Un-

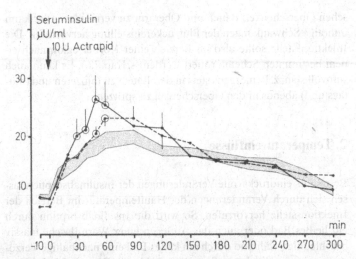

Abb. 10. Wechsel der Injektionsstelle bei subkutaner Injektion von 10 E Normalinsulin: Effekt auf die Absorption des Insulins in die Zirkulation. Seruminsulinspiegel nach Injektion in das Abdomen *(durchzogene Linie)*, in den Oberarm *(gestrichelte Linie)* und in den Oberschenkel *(schraffierte Fläche,* Mittelwerte ± Standardabweichungen). Eingekreiste Punkte sind statistisch signifikant von der Oberschenkelinjektionskurve unterschieden. (Nach Berger et al. 1982)

terschiede in der Kapillardichte der Subkutis verschiedener Körperregionen Abweichungen der Insulinabsorptionsgeschwindigkeit. So wird das Insulin deutlich rascher aus der Bauchregion in die Blutbahn aufgenommen als nach der Injektion in den Oberschenkel; die Injektion in den Oberarm, die von vielen Patienten bevorzugt wird, nimmt diesbezüglich eine Zwischenstellung ein (Abb. 10).

Aufgrund dieser Befunde ist damit zu rechnen, daß es bei ungeregeltem Wechseln der Injektionsstelle von einer Körperregion zur anderen zu Schwankungen in der Wirksamkeit des Insulins auf den Blutzucker kommen kann; so wird der hypoglykämische Effekt von Normalinsulin rascher und stärker eintreten, wenn im Bauchbereich injiziert wird, im Vergleich zur Injektion in den Oberschenkel. Diese Befunde müssen bei der Schulung der Diabetiker berücksichtigt werden. So ist ein ungeregeltes Wechseln der Injektionsstelle zwischen Oberschenkel, Bauch und Oberarm zu vermeiden. Dies kann unnötige Schwankungen der Blutzuckereinstellung hervorrufen. Die Injektionsstelle sollte also im Bereich einer Körperregion nach einem bestimmten Schema rotiert werden (s. Kap. 7.6). Es kann auch sinnvoll sein, z. B. morgens stets in den Bauch zu injizieren und (mittags und) abends in den Oberschenkel zu spritzen.

2. Temperatureinflüsse

Besonders eindrucksvolle Veränderungen der Insulinabsorption lassen sich durch Veränderungen der Hauttemperatur im Bereich der Injektionsstelle hervorrufen. So wird die Insulinabsorption durch ein heißes Bad oder auch das Auflegen einer Wärmflasche massiv beschleunigt, während durch ein kaltes Bad eine nachhaltige Verzögerung der Insulinabsorption eintritt (Abb. 11). Diese Effekte sind so

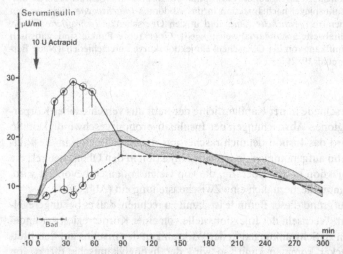

Abb. 11. Änderung der Insulinfreisetzung aus dem subkutanen Depot in den Kreislauf durch ein heißes Bad von 42 °C (——) und durch ein kaltes Bad von 22 °C (----); die schraffierte Fläche zeigt die Kontrollgruppe bei Raumtemperatur. Eingekreiste Punkte sind statistisch signifikant von der Kontrollgruppe verschieden

massiv, daß sie klinisch relevante Auswirkungen auf die Blutzucker-einstellung insulinbehandelter Diabetiker haben können. Beispiele dafür aus der klinischen Praxis gibt es genügend. So kann es offenbar auch durch pralle Sonneneinwirkung neben dem für deutsche Urlauber schon obligaten Sonnenbrand zu einer erheblichen Beschleunigung der Insulinabsorption und – als Folge davon – zu Hypoglykämien kommen. – Demgegenüber wird durch die Sauna – entgegen früheren Annahmen – offenbar keine voraussehbare Steigerung der Insulinabsorption verursacht. Hier scheinen sich eine Reihe von z.T. gegensätzlichen Effekten auf die Insulinabsorption zu überlagern. In jedem Falle sollte der Diabetiker bei Reisen in heiße Urlaubsländer und Sonnenbaden durch häufigere Stoffwechsel-Selbstkontrollen gegen mögliche Veränderungen in der Wirksamkeit des Insulins gewappnet sein.

3. Massage der Injektionsstelle

Die stärkste Beschleunigung der Insulinabsorption läßt sich durch eine leichte Massage der Injektionsstelle unmittelbar nach der Insulinapplikation erzielen (Abb. 12). In verschiedenen vorläufigen Untersuchungen ist versucht worden, dieses Phänomen im Sinne der ja erwünschten Beschleunigung des Wirkungseintrittes subkutan injizierten Insulins, z.B. vor den Hauptmahlzeiten, für eine Verbesserung der Insulintherapie zu nutzen. Abschließende Ergebnisse dieser Versuchsreihen stehen jedoch noch aus.

4. Muskelarbeit

Durch Muskelarbeit kann es unter bestimmten Bedingungen – ähnlich wie durch den Massage-Effekt – zu einer ausgeprägten Beschleunigung der Insulinwirkung kommen. Eine Zeitlang hat man dieses Phänomen als mögliche Ursache der durch Muskelarbeit aus-

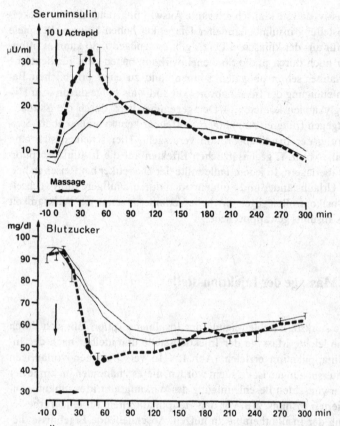

Abb. 12. Änderung der Insulinfreisetzung aus dem subkutanen Depot in den Kreislauf durch Massage der Injektionsstelle (----), die schraffierte Fläche zeigt die Kontrollgruppe, die untere Hälfte der Abbildung zeigt den Effekt auf den Blutzucker

gelösten Unterzuckerung bei insulinbehandelten Diabetikern erheblich überschätzt. Ja man ist sogar so weit gegangen, den Patienten zu empfehlen, der Unterzuckerung bei körperlicher Betätigung dadurch vorzubeugen, daß man die vorherige Insulin-Injektion an einen Körperteil verlegt, der nicht oder nur wenig an den geplanten Bewegungen beteiligt ist. Das war eine wenig sinnvolle Empfehlung.

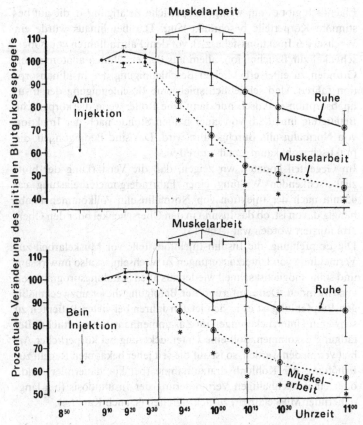

Abb. 13. Effekt von Muskelarbeit auf den Blutzucker bei insulinbehandelten Diabetikern. Prozentuale Senkung des basalen Glukosespiegels durch Fahrradfahren nach vorhergehender subkutaner Injektion von Normalinsulin in den ruhiggestellten Oberarm (*oberer Teil* der Abbildung) und in den Oberschenkel (*unterer Teil* der Abbildung). Eingekreiste Punkte sind signifikant unterschiedlich vom Ausgangswert, Sternchen zeigen signifikante Unterschiede zwischen dem Blutzuckerverlauf unter Ruhe- und unter Fahrradergometer-Bedingungen an. *Ergebnis:* Durch Wechsel der Injektionsstelle von Normalinsulin vor dem Fahrradfahren vom Oberschenkel zum Oberarm war die arbeitsinduzierte Unterzuckerung nicht zu verhindern. (Nach Kemmer et al. 1980)

Eigentlich gibt es nur wenige körperliche Betätigungen, die auf bestimmte Körperteile beschränkt sind. Darüber hinaus würde ein Wechsel der Injektionsstelle, z. B. vor dem Fahrradfahren vom Oberschenkel zur Bauchregion, allein aus den erwähnten anatomischen Gründen zu einer erheblichen Beschleunigung der Insulinabsorption führen. Und schließlich spielt eine Beschleunigung der Insulinabsorption praktisch nur dann eine Rolle, wenn die körperliche Betätigung innerhalb von einer halben Stunde nach der Injektion von Normalinsulin durchgeführt wird. Das sind Bedingungen, die praktisch wohl kaum jemals zutreffen.

Im Gegenteil konnten wir zeigen, daß die Verstärkung der blutzuckersenkenden Wirkung einer Fahrradergometerbelastung ca. 45 min nach der Injektion von Normalinsulin vollkommen unabhängig davon ist, ob das Insulin in den Oberschenkel oder den Oberarm injiziert worden war (Abb. 13).

Die Empfehlung, die Insulin-Injektionsstelle vor Muskelarbeit zur Vermeidung von Unterzuckerungen zu wechseln, ist also unwirksam und sollte möglichst schnell wieder aus allen Schulungsprogrammen verschwinden. Denn aufgrund der Befolgung dieser unzweckmäßigen Empfehlung ist es in den letzten Jahren bei vielen Patienten zu schweren Unterzuckerungen im Zusammenhang mit sportlicher Betätigung gekommen. Soll eine Unterzuckerung bei körperlicher Arbeit vermieden werden, so ist auf die seit jeher bekannten Regeln zur Erhöhung der Kohlenhydrataufnahme (bei kurzdauernder) und/oder einer nachhaltigen Verminderung der Insulindosis (bei langdauernder Muskelarbeit) zurückzugreifen (s. auch Kap. 7.8).

5. Mischung des Normalinsulins mit Verzögerungsinsulinen

In der klinischen Praxis hat sich, zumindest bei jüngeren Patienten, das freie Mischen von kurz- und langwirkenden Insulinen als Therapie der Wahl eingebürgert.

Es ist dabei sicherzustellen, daß es bei der Mischung der unterschiedlichen Insulinpräparate nicht zu chemischen Interaktionen

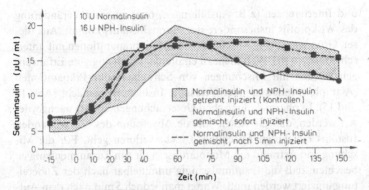

Abb. 14. Effekt einer Mischung von NPH-Insulin (Isophan, Schweineinsulin) mit Normalinsulin auf die Absorption des exogenen Insulins von der subkutanen Injektionsstelle in die Zirkulation. Seruminsulinspiegel bei stoffwechselgesunden Probanden. (Nach Berger et al. 1982)

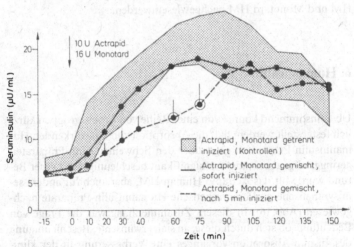

Abb. 15. Effekt einer Mischung von Monotard-Insulin mit Normalinsulin auf die Absorption exogenen Insulins von der subkutanen Injektionsstelle in die Zirkulation. Seruminsulinspiegel bei stoffwechselgesunden Probanden. Eingekreiste Punkte sind statistisch signifikant niedriger als die Insulinspiegel in den Kontrollversuchen (Fläche). (Nach Berger et al. 1982)

und Interferenzen (z. B. Ausfällungen) oder zu einer Veränderung des Wirkprofils insbesondere des Normalinsulins kommt. Aus diesen Gründen ist eine Mischung von Insulinpräparationen mit unterschiedlichem pH-Wert nicht zu empfehlen. Einhellig gute Erfahrungen wurden mit Mischungen von Schweineinsulin-Präparationen (Actrapid/Monotard oder Velasulin/Insulatard) gemacht (Abb. 14 und 15). In pharmakologischen Untersuchungen konnte nachgewiesen werden, daß die rasche initiale Absorption des kurzwirkenden Insulins bei diesen Mischungen nicht verloren geht. Für die Mischung von Actrapid mit Monotard ist in diesem Zusammenhang zu beachten, daß die Insulinmischung unmittelbar nach der Zubereitung injiziert werden muß. Wartet man jedoch 5 min nach dem Aufziehen der Insuline bis zur Injektion, so kommt es zu einer Verminderung der Actrapidkomponente, kurzwirkendes Insulin ist sozusagen in Verzögerungsinsulin umgewandelt worden.

Wenn man sofort spritzt, bleibt das Wirkungsprofil auch bei Mischung von Actrapid mit Monotard voll erhalten. Entsprechende Befunde konnten auch für die Humaninsulinpräparate Actrapid HM und Monotard HM nachgewiesen werden.

6. Humaninsulin

Übereinstimmend konnte von einer Reihe von Arbeitsgruppen kürzlich festgestellt werden, daß die Absorption von kurzwirkenden Humaninsulin-Präparaten gegenüber den Schweineinsulin-Präparaten geringgradig, aber statistisch signifikant beschleunigt ist. Dieser Befund wurde für das Actrapid Human HM, aber auch für andere semisynthetische und biosynthetische Humaninsulin-Präparate nachgewiesen (Abb. 16). In diesem Zusammenhang war die Frage von Bedeutung, ob sich durch diese, an sich erwünschte, Beschleunigung des Insulin-Absorptionsvorganges eine Verbesserung in der klinischen Wirksamkeit des Humaninsulins andeutete. Wir haben diese Fragestellung in einer Doppel-Blind-cross-over-Studie unter den Bedingungen der (fast-) normoglykämischen Einstellung mit der kontinuierlichen subkutanen Insulininfusion geprüft. Dabei ergaben sich

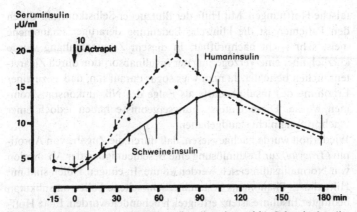

Abb. 16. Absorption von 10 E Normalinsulin „Actrapid", Schweineinsulin und „Actrapid HM" semisynthetisches Humaninsulin nach subkutaner Injektion in den Oberschenkel, in die Zirkulation bei stoffwechselgesunden Probanden. Sternchen zeigen statistisch signifikante Unterschiede zwischen den beiden Seruminsulinkurven an. (Nach Kemmer et al. 1982)

keinerlei Anzeichen für eine bessere klinische Wirksamkeit des Human-Actrapids gegenüber dem Schweine-Actrapid. Aufgrund der pharmakokinetischen Untersuchungen ist zwar eine geringgradig beschleunigte Absorption des Human-Actrapids nach subkutaner Injektion übereinstimmend nachgewiesen, dieses Phänomen scheint aber für die praktisch-klinische Therapie des Typ-I-Diabetes keine Verbesserungen in der Einstellbarkeit des Stoffwechsels mit sich zu bringen.

7. Varia

In neuester Zeit wird immer wieder über neuartige Phänomene im Zusammenhang mit möglichen Beeinflussungen der Insulinabsorption geschrieben. Viele dieser Untersuchungen werden mit nicht unbedingt zuverlässigen Meßmethoden durchgeführt, andere sind in ihren Ergebnissen für die Praxis irrelevant und erwecken lediglich

51

falsche Hoffnungen. Mit Hilfe der Blutzucker-Selbstkontrolle durch den Patienten ist die klinische Bedeutung derartiger Phänomene meist sehr leicht nachprüfbar. In diesem Zusammenhang wurde kürzlich über eine Verzögerung der Insulinabsorption durch Zigarettenrauchen berichtet. Ja man wies sogar darauf hin, daß es zu einer Erhöhung des Insulinbedarfs als Folge des Nikotinkonsums kommen würde. Diese Untersuchungsergebnisse haben jedoch einer Nachprüfung nicht standgehalten.

Wiederholt wurde nachgewiesen, daß durch die Zugabe von Aprotinin *(Trasylol)* zur Insulinlösung eine Beschleunigung der Absorption von Normalinsulin erzielt werden könne. In einigen Fällen sind mit Hilfe dieses Phänomens bestimmte, sehr seltene Fälle von subkutan bedingter Insulinresistenz erfolgreich behandelt worden. Erste Hoffnungen auf eine mehr allgemein anwendbare Nutzung dieses Phänomens für die Insulintherapie haben sich jedoch nicht bestätigt. Auch muß vor der routinemäßigen Zugabe von Aprotonin zu Insulinpräparationen aus dem Grunde gewarnt werden, daß die Aprotonin-Wirkung offenbar meist nach einer gewissen Zeit nachläßt und andererseits durch das Trasylol Unverträglichkeitsreaktionen ausgelöst werden können. Auch die Konzentration der Insulinlösung hat einen Einfluß auf die Absorptionskinetik: erste Erfahrungen machen es allerdings unwahrscheinlich, daß es beim Übergang von U-40 Normalinsulin zu U-100 Normalinsulin zu Verzögerungen der Insulinabsorption kommen dürfte.

8. Absorption von Verzögerungsinsulinen

Vergleichsweise wenig ist über die Absorptionskinetik von Verzögerungsinsulinen bekannt. Das hängt mit der Problematik der entsprechenden Meßmethoden zusammen. Letzlich lassen sich für Wirkdauer, Wirkoptimum und die Beeinflußbarkeit dieser Größen nur Näherungswerte angeben, die sich im wesentlichen auf die klinische Erfahrung beziehen. Eine direkte experimentelle Überprüfung der in Kap. 4 angegebenen Richtwerte ist aus methodischen Gründen z. Zt. nicht möglich. Andererseits ergibt sich aus der klinischen Er-

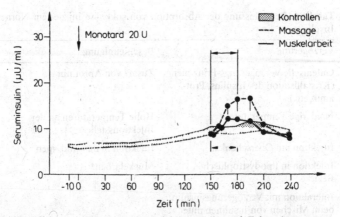

Abb. 17. Effekte von Massage der Injektionsstelle und Fahrradergometer-Belastung auf die Absorption von Insulin 150 min nach der subkutanen Injektion von Monotard-Insulin 20 E in den Oberschenkel von stoffwechselgesunden Probanden. (Nach Berger et al. 1982)

fahrung, daß es von Patient zu Patient erhebliche Schwankungen in der Wirkdauer von Verzögerungsinsulinen geben kann. Die Ursachen für diese Variabilität sind nicht bekannt. Sie müssen von Fall zu Fall mittels Stoffwechsel-Selbstkontrollen durch die Patienten objektiviert werden.

Auch 2½ h nach der Injektion von *Monotard* und NPH-Insulin kann durch die Massage der Injektionsstelle noch eine Steigerung der Insulinabsorption provoziert werden (Abb. 17). Auch dieses Phänomen ist versuchsweise klinisch genutzt worden, wobei endgültige Erfahrungen noch nicht verfügbar sind.

Die Beachtung der offensichtlichen inter- und intraindividuellen Variabilität der Insulinabsorption (sowohl der kurzwirkenden, wie auch der Verzögerungsinsuline) ist für die Stabilisierung und die Optimierung der Stoffwechseleinstellung unter subkutaner Insulintherapie von Bedeutung.

Die genannten Faktoren und Phänomene, die zu einer Veränderung der Insulinabsorption führen können (Tabelle 1) müssen den Patienten daher im Rahmen der Schulung vermittelt werden. Darüber hinaus sollten Arzt und Patient durchaus mit einer Variabilität und Ab-

Tabelle 1. Beeinflussung der Absorption von sukkutan injiziertem Normal-Insulin

Verzögerung	Beschleunigung
Galenische Verzögerungs-Prinzipien (Kristallisation des Insulins, Protamin etc.)	Zusatz von Aprotinin
Niederige Temperaturen*	Hohe Temperaturen an der Injektionsstelle*
Injektion am Oberschenkel	Injektion in das Abdomen
Injektion in lipodystrophische Bezirke	Muskelarbeit*
Interaktion mit Verzögerungsinsulin beim Mischen von Insulinen unter besonderen Bedingungen	
U-100 Insuline (?)	U-20 Insuline
Schweineinsulin	Humaninsulin

* Bei Anwendung unmittelbar nach der Insulin-Injektion bis spätestens 30 min später

weichungen der Wirkdauer und -optima der Insulinpräparate von den vorgegebenen Schemata rechnen und sich um eine individuell angepaßte Insulintherapie bemühen – anstatt nach einem starren Plan vorzugehen, der nach den aufgezeigten Unwägbarkeiten ja eigentlich kaum zum Erfolg führen kann.

Literatur

Berger M, Cüppers HJ, Hegner H, Jörgens V, Berchtold P (1982) Absorption kinetics and biological effects of subcutaneously injected insulin preparations. Diabetes Care 5: 77–91

Halban PA, Philippe J, Janjic D, Assal JP, Offord RE, Renold AE, Berger M, De Meyts P (1981) In: Andreani D, dePirro R, Lauro R, Olefsky J, Roth J (eds) Current views on insulin receptors. Academic Press, New York, pp 355–361

Kemmer FW, Berchtold P, Berger M. et al. (1980) Exercise-induced fall of blood glucose in insulin-treated diabetics unrelated to alteration of insulin mobilisation. Diabetes 28: 1131–1137

Kemmer FW, Cüppers HJ, Sonnenberg GE, Berger M (1982) Absorption kinetics and biological effects of human insulin preparations. Diabetes Care 5 [Suppl 2]: 23–28

Sonnenberg GE, Chantelau EA, Sundermann S, Hauff C, Berger M (1982) Human and porcine regular insulins are equally efective in subcutaneous replacement therapy. Diabetes 31: 600–602

6 Indikation zur Insulintherapie (Abb. 18)

Die Indikation zur Insulintherapie ist durch die Ziele der Diabetes-behandlung klar definiert:

1. Leben erhalten,
2. Symptomfreiheit schaffen,
3. durch Hyperglykämie bedingte Schäden verhindern.

Leben erhalten

Alle Diabetiker, die nur sehr wenig oder kein Insulin mehr bilden, sind komagefährdet und müssen daher sofort und prinzipiell lebens-lang mit Insulin behandelt werden; dazu zählen:

- alle Typ-I-Diabetiker
- Typ-II-Diabetiker, deren eigene Insulinbildung im Laufe der Zeit erschöpft ist
- Pankreatektomierte.

Die Indikation zur Insulinbehandlung wird vor allem nach den kli-nischen Symptomen wie Gewichtsverlust, Dehydratation, Mattigkeit und Azidose gestellt. Die Höhe des Blutzuckers allein ist nicht im-mer ein verläßlicher Parameter: vor allem schlanke Diabetiker mit bereits ausgeprägter Ketoazidose können durchaus noch Blut-zuckerwerte von kaum mehr als 300 mg% haben.

- Typ-II-Diabetiker unter Streßsituationen

Typ-II-Diabetiker, deren eigene Insulinbildung unter alltäglichen Bedingungen ausreicht, können z.B. unter Operationen, zusätzli-

Indikation
zur Insulintherapie

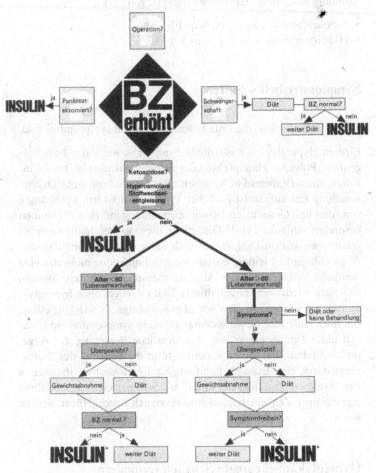

* unter bestimmten Bedingungen kann ein Therapieversuch
mit Sulfonylharnstoffen vertretbar sein.

Abb. 18. Indikation zur Insulintherapie

chen Erkrankungen oder einer Cortisonbehandlung eine schwere Stoffwechselentgleisung erfahren. Eine vorübergehende Insulinbehandlung ist dann oft lebensnotwendig (s. Kap. 11).

- Ketoazidotisches Koma (s. Kap. 10)
- Hyperosmolares Koma (s. Kap. 10).

Symptomfreiheit schaffen

- Typ-II-Diabetiker, die trotz Diättherapie nicht symptomfrei sind.

Bleiben Hyperglykämie-assoziierte Symptome, wie z. B. Abgeschlagenheit, Polyurie, Hautinfekte oder Fußkomplikationen, trotz Einhalten einer Diabetesdiät bestehen oder treten diese trotz Diätbehandlung erst auf, so ist auch bei Typ-II-Diabetikern, unabhängig von Alter und Gewicht, eine Insulinbehandlung indiziert. So können besonders schlanke Typ-II-Diabetiker, die trotz Befolgung einer oft schon sehr strikten Diät immer noch unter Gewichtsabnahme und Abgeschlagenheit leiden, durch eine Insulintherapie nicht nur eine deutliche Verbesserung des Allgemeinbefindens erwarten, sondern sich auch wieder eine reichhaltigere Diät erlauben, ohne hyperglykämisch zu werden. Auch noch übergewichtige Typ-II-Diabetiker, die trotz laufender Gewichtsabnahme nicht symptomfrei sind, zeigen unter Insulinbehandlung eine deutliche Besserung des Allgemeinbefindens. Bei diesen Patienten führt die Senkung des Blutzuckers durch eine Insulinbehandlung häufig zu einer Verbesserung der Insulinempfindlichkeit, so daß bei weiterer Gewichtsabnahme nach einiger Zeit ein Insulin-Auslaßversuch durchgeführt werden kann.

Hyperglykämiebedingte Schäden verhindern

- Alle jungen Diabetiker

Alle Diabetiker, die aufgrund ihres Lebensalters noch Spätkomplikationen entwickeln könnten, sollten eine normoglykämische Stoffwechseleinstellung anstreben. Daher ist auch bei jüngeren Typ-II-Diabetikern (z. B. unter 60 Jahren), die trotz Gewichtsreduktion und Symptomfreiheit keine Normalisierung des Blutzuckers erreichen, eine Insulinbehandlung indiziert.

• Während der Schwangerschaft

Während der Schwangerschaft ist die kontinuierliche *Normalisierung* des Blutzuckers obligatorisch (s. Kap. 9).

7 Die Behandlung des Diabetikers mit Insulin

Wie seit 60 Jahren schon wird fehlendes Insulin durch subkutane Applikation ersetzt, und es gilt immer noch die Aussage eines Lehrbuches der Diabetologie von 1932 (Priesel R, Wagner R.):

„Es kann gesagt werden, daß es wohl wünschenswert wäre, für die subkutane Einverleibung des Insulins einen Ersatz zu finden, daß es aber leider keinen derartigen brauchbaren Ersatz gibt."

Prinzipiell liefert die subkutane Substitution nur einen sehr unvollkommenen Ersatz für den physiologischen Wirkungsablauf des Insulins: Physiologischerweise wird das Insulin entsprechend der Nahrungsaufnahme in die Pfortader freigesetzt, es gelangt dann unmittelbar zu seinem Hauptwirkungsort – der Leber – und wird dort etwa zur Hälfte inaktiviert; die anderen 50% des sezernierten Insulins gelangen dann über den großen Kreislauf zur Wirkung in der Peripherie. Dies geschieht alles so schnell, daß der Regelkreis es schafft, den Blutzuckerspiegel auch nach der Nahrungsaufnahme in einem engen Bereich zu halten. Die Aufrechterhaltung einer Normoglykämie gelingt beim Gesunden vor allem durch das sofortige Ansprechen der Insulinsekretion auch bei geringem Anstieg des Blutzuckerspiegels und durch die kurze Halbwertszeit des zirkulierenden Insulins (ca. 4 min).

Ganz anders verläuft der Weg des unter die Haut gespritzten Insulins: es gelangt aus dem subkutanen Depot mit deutlicher Verzögerung in die Blutbahn und an den Hauptwirkungsort, die Leber. Der Insulinspiegel ist danach noch lange unphysiologisch erhöht: nach Injektion von kurzwirkendem Insulin noch für 4–5 h, nach Injektion von Verzögerungsinsulin noch wesentlich länger.

Diese prinzipielle Unvollkommenheit der subkutanen Insulinsubstitution ist der Grund für die Notwendigkeit, daß insulinbehandelte

Diabetiker ihre Lebensgewohnheiten dem Wirkungsablauf des applizierten Insulins anpassen müssen:

1. Der Patient muß die den Blutzuckerspiegel beeinflussenden Kohlenhydrate in seiner Kost mit dem Wirkungsablauf des Insulina abstimmen und allzu schnell resorbierbare Kohlenhydrate meiden.

2. Der Patient muß tägliche Selbstkontrollen seiner Stoffwechsellage durchführen, um den nicht mehr funktionierenden Regelkreis zwischen Blutzuckerspiegel und Insulinwirkung zu schließen.

3. Hinzu kommt, daß sich der Bedarf an Insulin kurzfristig (wie z. B. bei Muskelarbeit) oder längerfristig ändern kann. So weit wie irgend möglich sollte der Patient deshalb lernen, seine Insulindosis basierend auf den Ergebnissen der Stoffwechsel-Selbstkontrolle an die jeweiligen Erfordernisse selbst anzupassen.

Die lebenslange Behandlung des Diabetikers mit Insulin kann nur dann erfolgreich durchgeführt werden, wenn der Patient selbst den größten Teil der Behandlung in eigener Verantwortung durchführt. Dies setzt eine umfassende Information des Diabetikers über seine Erkrankung und deren Behandlung voraus.

7.1 „Strategien" der Insulintherapie

Insulinbehandlung des Typ-I-Diabetikers

Physiologischerweise findet immer – auch im Nüchternzustand und über Nacht – eine Basalsekretion von Insulin statt. Zu den Mahlzeiten ist zusätzlich Insulin notwendig, um den Blutzuckerspiegel im Bereich der Norm zu halten (Abb. 19).

Welche verschiedenen Methoden gibt es, um diesen Verlauf der Insulinämie beim Diabetiker mit subkutan gespritztem Insulin mehr oder weniger nachzuahmen?

Injektion von kurzwirkendem Insulin vor den Hauptmahlzeiten – Verzögerungsinsulin als Ersatz des basalen Insulinspiegels (Abb. 20)

In zunehmendem Maße entscheiden sich jüngere Diabetiker zu dieser Form der Insulinbehandlung, der Injektion von kurzwirkendem

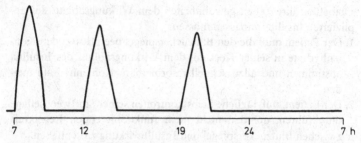

Abb. 19. Insulinspiegel im Blut beim Stoffwechselgesunden: Durch rechtzeitige zusätzliche Insulinsekretion bei Nahrungsaufnahme kann der Blutzuckerspiegel im Normalbereich gehalten werden

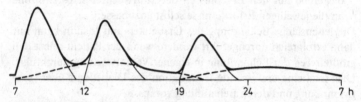

Abb. 20. Insulinämie bei Behandlung mit kurzwirkendem Insulin 3 × täglich präprandial und 2 × täglich Verzögerungsinsulin

Insulin vor den Hauptmahlzeiten (d. h. 3 × pro Tag) und, sozusagen als Grundlage, zusätzlich zweimal am Tag die Injektion von Verzögerungsinsulin. Dies bedeutet 3–4 Injektionen pro Tag. Eine solche Behandlung mag zwar vordergründig für die Patienten belastend erscheinen, letztlich gewinnen sie dadurch aber an Lebensqualität, weil sie Zeitpunkt und Zusammensetzung der Mahlzeiten etwas variabler gestalten können. Bei Injektion von kurzwirkendem Insulin vor der Mahlzeit können die Patienten lernen, entsprechend der geplanten Nahrungsaufnahme und dem aktuellen Blutzuckerwert die Dosierung des kurzwirkenden Insulins präventiv anzupassen. In diesem Zusammenhang ist es interessant, daß auf der Suche nach Wegen zu einer besseren Stoffwechselkontrolle z. Zt. weltweit eine Rückbesinnung auf die Anfänge der Insulintherapie erfolgt, denn damals, vor der Einführung der Verzögerungsinsuline, injizierten die Patienten 3- bis 4mal pro Tag kurzwirkendes Insulin!

Ein besonderer Vorteil dieser Behandlungsstrategie liegt darin, daß der Patient mit relativ wenig Verzögerungsinsulin behandelt werden kann – schleichend eintretende, protrahierte Hypoglykämien durch Verzögerungsinsulin sind so seltener und auch die sonst leider häufige Gewichtszunahme unter Behandlung mit Verzögerungsinsulin bei exakter Einstellung ist leichter vermeidbar.

Als Verzögerungsinsulin sollte man für diese Form der Insulinbehandlung ein Insulinpräparat wählen, dessen Wirkung möglichst gleichmäßig über 12 h anhält. Auch sehr lang wirkende Insuline, wie z. B. Ultralente, hat man hierzu (in einigen Arbeitsgruppen des Auslandes mit gutem Erfolg) einzusetzen versucht. Weit üblicher ist allerdings die Verwendung von Verzögerungsinsulinen wie Zinkinsulin (Monotard) oder NPH-Insulin. Noch kürzer wirkende Verzögerungsinsuline als basale Insulingabe einzusetzen, scheint weniger erfolgversprechend.

Der Anteil des Verzögerungsinsulins an der Gesamtdosis sollte 50% nicht überschreiten, um die basale Hyperinsulinämie möglichst gering zu halten.

Noch näher – besonders was die Gleichmäßigkeit der Substitution des basalen Insulinspiegels anbelangt – kommt der physiologischen Insulinfreisetzung die Behandlung mit tragbaren subkutanen Insulinpumpen: Diese Behandlungsform wird in Zukunft noch erheblich an Bedeutung gewinnen (s. Kap. 8).

Immer gilt für die Insulinsubstitutionsbehandlung: Je häufiger injiziert wird, desto leichter läßt sich die Insulinbehandlung an die Erfordernisse anpassen.

Injektion einer Mischung von kurzwirkendem Insulin und Verzögerungsinsulin 2mal am Tag, vor Frühstück und Abendessen (Abb. 21)

Junge Patienten sollten diese Mischungen von kurzwirkendem Insulin und Verzögerungsinsulin selbst herstellen und lernen, die Dosierungen entsprechend den aktuellen Erfordernissen zu variieren. Nur so sind sie in der Lage, die Insulinsubstitution wechselndem Bedarf anzupassen; z. B. wird ein in der Woche vormittags körperlich arbeitender Patient am Wochenende vormittags deutlich we-

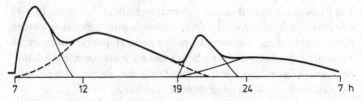

Abb. 21. Insulinämie bei Injektion einer Mischung von Verzögerungsinsulin und kurzwirkendem Insulin vor Frühstück und Abendessen

niger Insulin brauchen, wenn er sich dann nicht so viel bewegen will; nur wenn er das kurzwirkende Insulin morgens separat vermindern kann, ist ihm die Umstellung seiner Insulinsubstitution entsprechend dem Bedarf möglich. Diese Behandlungsstrategie erfordert ein recht pünktliches Einhalten der Zeitpunkte der Mittagsmahlzeiten und besonders auch der Zwischenmahlzeiten, bedingt durch die hohe Insulinämie durch Verzögerungsinsulin. Die Zeitpunkte zu denen Frühstück und Abendessen gegessen werden, können allerdings variiert werden, die Patienten brauchen also nicht jeden Tag zur gleichen Zeit aufzustehen.

Die Menge an Kohlenhydraten zu Mittagessen und den Zwischenmahlzeiten können bei dieser Art der Insulinsubstitution kaum variiert werden – wenn dies nicht als Prävention bei vermehrter Bewegung notwendig wird. Die starre Hyperinsulinämie verlangt eine konstante Aufnahme derjenigen Kohlenhydrate, die sich auf den Blutzuckerspiegel auswirken, um einen möglichst ausgeglichene Glykämie aufrechtzuerhalten.

Diese Art der Insulintherapie bietet sich besonders für Patienten an, die mittags nur eine kleine (kohlenhydratarme) Mahlzeit zu sich nehmen; die morgendliche Dosis des Verzögerungsinsulins kann bei diesen Patienten relativ niedrig gehalten werden.

Nicht selten können morgendliche Hyperglykämien dadurch erfolgreich behandelt werden, daß man das abendliche langwirkende Insulin erst gegen 22 Uhr injiziert. In diesem Falle muß abends natürlich 2 mal Insulin injiziert werden: das kurzwirkende Insulin vor dem Abendessen und das langwirkende ca. 2–3 Stunden später.

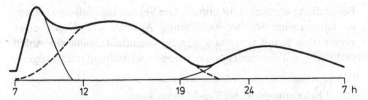

7   12   19   24   7 h

Abb. 22. Insulinämie bei Injektion einer Mischung aus Verzögerungsinsulin und kurzwirkendem Insulin morgens und Verzögerungsinsulin allein abends

**Injektion einer Mischung von kurzwirkendem Insulin
und Verzögerungsinsulin morgens und Injektion
von Verzögerungsinsulin abends** (Abb. 22)
Diese Art der Insulinsubstitution stellt dem Patienten zum Abendessen recht wenig Insulin zur Verfügung, diese Mahlzeit muß daher
knapp bemessen bleiben. Auch bei dieser Behandlung ist eine recht
pünktliche Einhaltung der Zeitpunkte der Mahlzeiten notwendig –
sonst ist eine gute Einstellung ohne Hypoglykämien kaum möglich.
Lediglich der Zeitpunkt des Frühstücks kann verändert werden,
wenn der Patient z. B. am Wochenende länger schlafen möchte.

7.2 Insulinsubstitution bei Typ-I und Typ-II-Diabetikern

**Wann und mit welcher Methode sollte man
mit der Insulinsubstitution beim Typ-I-Diabetiker beginnen?**

Per definitionem ist der Typ-I-Diabetes primär insulinabhängig; die
Insulinbehandlung sollte daher unmittelbar nach der Diagnosestellung beginnen. Unsinnig ist der Versuch einer Sulfonylharnstoffbehandlung anstatt der Insulinbehandlung bei Diabetes mellitus
Typ I; dies könnte allenfalls von vorübergehender Wirkung sein und
ein baldiges Versagen der Behandlung wäre vorprogrammiert. Die
Durchführung von Versuchen, die Restsekretion mit einer i. v. Sulfo-
nylharnstoffgabe und anschließender Messung des Insulinspiegels
festzustellen und davon ggf. eine Möglichkeit zur Sulfonylharnstoff-

Behandlung abzuleiten, ist unnütz. Die Vermutung, daß eine sofortige konsequente Stoffwechselführung Ausmaß und Dauer einer eventuellen Remissionsphase günstig beeinflußt, sollte ein Anlaß mehr sein, mit der Einleitung der Insulinbehandlung nie zu zögern.

> **Behandlungsziel bei Typ-I-Diabetikern:**
> **Exakte Stoffwechseleinstellung auf Dauer als Prävention**
> **der diabetischen Mikroangiopathie**

Eine exakte Einstellung kann tagtäglich vom Patienten um so leichter erreicht werden, je näher die Art der Insulinsubstitution den physiologischen Verhältnissen kommt. Das heißt: jungen Diabetikern sollte unbedingt nahe gelegt werden, vor den Hauptmahlzeiten kurzwirkendes Insulin zu injizieren (3 × pro Tag); zusätzlich brauchen sie 2 × pro Tag Verzögerungsinsulin (d.h. die Patienten spritzen 3–4 × /Tag).
Diese Art der Behandlung (oder eine Behandlung mit subkutanen Insulinpumpen) sollte der *Regelfall,* eine Behandlung überwiegend mit Verzögerungsinsulin der *Ausnahmefall* sein. Profitieren kann der Patient von einer so differenzierten Insulinbehandlung allerdings nur, wenn er regelmäßig tägliche Selbstkontrollmessungen durchführt und seine Insulinbehandlung weitestgehend selbst den Erfordernissen anpaßt.

Die Remission („honeymoon") des Diabetes mellitus

Nach Manifestation des Typ-I-Diabetes kann es zu einer – mehr oder weniger lang andauernden – „Erholung" der Insulinsekretion kommen. Im Verlauf dieser sog. *Remissionphase* des Diabetes kommt es zu einer erheblichen Verminderung des Insulinbedarfs; kleinere Fehler bei der Kost des Patienten lassen seinen Stoffwechsel kaum entgleisen, weil noch endogenes Insulin bedarfsgerecht sezerniert werden kann.
In dieser Phase des Diabetes mellitus kann die alleinige Injektion einer geringen Menge Verzögerungsinsulin am Morgen ausreichend sein, um eine exakte Stoffwechselführung zu ermöglichen. Gelegent-

lich kann es sogar sein, daß für einige Wochen oder Monate eine Behandlung ohne Insulin möglich ist. Patient und Arzt sollten allerdings nie zögern, bei einer Verschlechterung der Stoffwechsellage alsbald wieder auf häufigere Insulininjektionen überzugehen!

Eine Remission erkennt man an dem bei guter Einstellung niedrigen Insulinbedarf. Die Messung des C-Peptids im Serum als ein Maß für die noch bestehende Restsekretion von Insulin hat in der klinischen Routine der Betreuung von Diabetikern keine Bedeutung gewonnen. Diese Untersuchung sollte rein wissenschaftlichen Fragestellungen vorbehalten bleiben.

Sehr wichtig ist es, den Patienten im Rahmen der Patientenschulung bei Erstmanifestation besonders auf die zu erwartende – eventuell erhebliche – Verminderung seines Insulinbedarfs hinzuweisen. Blutzuckerselbstmessungen mit dem Ziel einer rechtzeitigen Dosisverminderung durch den Patienten sind in einer Remissionsphase des Diabetes von besonderer Wichtigkeit.

Bei entsprechender Schulung des Patienten gibt es keinen Grund, den Patienten wegen der zu erwartenden Remission nach Erstmanifestation wochenlang stationär zu behandeln!

Diabetes mellitus Typ II mit Adipositas

Der adipöse Typ-II-Diabetiker leidet primär an einer Störung der *Insulinwirkung* und nicht an einem *Insulinmangel*!

Er wird daher *primär mit einer Reduktionskost* behandelt. Eine Insulinbehandlung ist nur zu erwägen, wenn eine erhebliche Gewichtsreduktion nicht zu einer nachhaltigen Verbesserung der Stoffwechseleinstellung führt. Durchaus ist es berechtigt, diese Patienten auch über viele Wochen ambulant unter Reduktionskost zu beobachten, ohne eine Insulinbehandlung einzuleiten, auch wenn zunächst die Stoffwechselkontrollen noch unbefriedigende Ergebnisse zeigen.

Wenn Insulinbehandlung bei Übergewicht:
Vorsicht!
Rechtzeitige Verminderung der Dosis während und nach der Gewichtsreduktion!

Diabetes mellitus Typ II ohne Adipositas

Wenn bei diesem Diabetestyp eine Diätbehandlung nach einiger Zeit nicht zu guter Stoffwechseleinstellung führt, sollte man nicht zögern, eine Insulinbehandlung einzuleiten. Diese Patienten lassen sich dank der oft noch erheblichen Restsekretion meist problemlos mit Insulin behandeln.

Sie können mit einer bis zwei Insulin-Injektionen am Tag behandelt werden. Bedenken sollte man dabei, daß der Insulinbedarf am Morgen am höchsten ist und daß zum Frühstück auch relativ am meisten Insulin pro gegessene Kohlenhydrate notwendig wird.

Aus diesem Grund behandeln wir diese Diabetiker meist mit einer morgendlichen Injektion einer Mischung von Verzögerungsinsulin und kurzwirkendem Insulin und einer abendlichen Injektion von Verzögerungsinsulin.

Insulinsubstitution beim „alten" Diabetiker

Ohne über die Definition des „alten" Patienten philospophieren zu wollen: die Welt wird überwiegend von Menschen regiert, die vom Alter her in den Fachbereich der Gerontologie fallen. Viele dieser älteren Menschen zeigen bei entsprechender Patientenschulung erstaunliche Lernfähigkeit und gute Compliance. Allerdings muß beim älteren Patienten bedacht werden, daß das Behandlungsziel ein anderes ist als bei der Behandlung junger Diabetiker. Statt der Prävention der diabetischen Mikroangiopathie gilt es bei diesen Patienten, ihr Befinden zu bessern. Einerseits sollen sie nicht an den Symptomen eines schlecht eingestellten Diabetes zu leiden haben, wie Polyurie und verminderte Leistungsfähigkeit und Infektionsneigung durch eine katabole Stoffwechsellage – andererseits gilt es Stoffwechselkatastrophen, wie schwere Hypoglykämie und diabetisches Koma, bei diesen Patienten unbedingt zu vermeiden.

Therapieziel bei älteren Diabetikern:
Bessere Befindlichkeit des Patienten –
Vermeiden von schweren Hypoglykämien!

Deshalb: so wenig INSULIN wie irgend nötig!

Ältere Diabetiker, bei denen eine Prävention von Spätkomplikationen durch eine exakte Stoffwechselführung nicht mehr das Ziel der Behandlung sein kann, sollten dann mit Insulin behandelt werden, wenn mit einer Verbesserung der Stoffwechseleinstellung eine Verbesserung ihres Befindens und ihrer Leistungsfähigkeit zu erreichen ist. Eine durch Insulinmangel bedingte katabole Stoffwechsellage beeinträchtigt nicht nur den Kohlenhydratstoffwechsel, sondern auch den Eiweißstoffwechsel. Nicht geholfen ist diesen Patienten, wenn ihnen oder den sie betreuenden Angehörigen nicht die zur Insulinbehandlung notwendigerweise gehörende Patientenschulung angeboten wird. Besonders der Erkennung, Behandlung und der Prävention von Hypoglykämien gilt es bei der Schulung dieser Patienten und ihrer Angehörigen besondere Aufmerksamkeit zu schenken.

Als Strategie der Insulinsubstitution bevorzugen wir bei diesen Patienten meist die Gabe einer festen Kombination aus kurzwirkendem Insulin und Verzögerungsinsulin morgens und einer geringen Dosis Verzögerungsinsulin abends – die nächtliche Insulinämie sollte bei diesen Patienten so niedrig wie möglich sein, um Hypoglykämien im Laufe der Nacht vorzubeugen.

Hin und wieder gelingt es, auch ältere Patienten dafür zu gewinnen, sich mit präprandial gespritztem kurzwirkenden Insulin zu behandeln: dies ist sicher nicht gefährlicher als die Gabe hoher Dosen von Verzögerungsinsulin.

7.3 Insulinbehandlung im Krankenhaus – Die Leistung eines Behandlungsteams

Erfolgreich kann eine Insulinbehandlung im Krankenhaus nur eingeleitet werden, wenn das gesamte Behandlungsteam, das den Patienten betreut, über die Behandlung gut informiert ist. Ein in der Insulintherapie noch so erfahrener Arzt arbeitet nutzlos, wenn die Insulininjektion nicht korrekt durchgeführt wird oder wenn z. B. Zwischenmahlzeiten dem Patienten ohne weiteren Hinweis mit der Hauptmahlzeit ausgeteilt und auch mit ihr gegessen werden. Mit dem Beginn der Insulinbehandlung muß dem Patienten natürlich auch die entsprechende Kost in Menge und Zeitpunkt korrekt ausgegeben werden. Einen Arzt, der sich mit der Insulinbehandlung auskennt, erkennt man nicht an der Brillanz, mit der er Vorträge über die Regulation der Insulinrezeptoren an Monozyten halten kann, sondern daran, daß er z. B. über die Essenszeiten seiner Patienten informiert ist oder auf einem Teller abschätzen kann, wieviel den Blutzuckerspiegel beeinflussende Kohlenhydrate die Mahlzeit enthält!

Das Behandlungsteam ist so gut wie der schlechteste Mitarbeiter: Alle Bemühungen um eine gute Behandlung im Laufe des Tages können zunichte gemacht werden, wenn die Nachtschwester das nächtliche Schwitzen eines Patienten nicht als mögliches Zeichen einer Hypoglykämie deutet und den Blutzuckerspiegel kontrolliert, sondern mit dem Patienten schimpft, weil er nach Traubenzucker verlangt.

Für den diabetischen Patienten ist es extrem wichtig, daß es während des stationären Aufenthaltes gelingt, ohne solche „Pannen" seinen Stoffwechsel zu normalisieren. Wie soll er sonst glauben, daß er das Behandlungsziel – eine gute Stoffwechseleinstellung – auf Dauer selbst erreichen kann, wenn schon das Behandlungsteam eines Krankenhauses daran versagt?

Es ist illusorisch, auf allen internistischen Stationen eines Krankenhauses einen sehr guten Standard des gesamten Teams in der Behandlung des Diabetes mellitus aufrechtzuerhalten (dies ist bisher auch in keiner Universitätsklinik gelungen, selbst wenn dort anerkannte Diabetologen wirken). Schulung und Einstellung von mit Insulin behandelten Patienten wird deshalb in Zukunft mehr und mehr in kleinen Spezialeinheiten für Diabetiker durchzuführen sein, in denen gleichzeitig ein Schulungsprogramm für die Patienten stattfindet.

Zur erstmaligen Behandlung mit Insulin: 5 Tage Einstellung und Schulung in einer Spezialeinheit des Krankenhauses

---

Wie und wann sollte der Stoffwechsel kontrolliert werden?

Blutzuckerkontrollen

Der Blutzucker wird gemessen, um die Wirkung *einer ganz bestimmten Insulininjektion* zu beurteilen.

Der Blutzucker wird vor *allen* Hauptmahlzeiten gemessen.

Das heißt, Blutzuckerkwerte sollen vor dem Frühstück, vor dem Mittagessen und vor dem Abendessen vorliegen. Wenn vor dem Abendessen kurzwirkendes Insulin gespritzt wird, ist auch ein Blutzuckerwert vor der Spätmahlzeit notwendig, um den Effekt dieser Abend-Dosis beurteilen zu können.

Ziel der Insulinbehandlung ist es zunächst immer, die präprandialen Blutzuckerwerte bis in den Bereich der Norm zu senken.

Ältere Patienten, die überwiegend Verzögerungsinsulin injiziert bekommen, müssen vor Hypoglykämien bewahrt werden: Der Blutzucker ist dann zu messen, wenn entsprechend dem Wirkungsablauf des Insulinpräparates mit Hypoglykämien zu rechnen ist!

Die postprandialen Blutzuckerwerte zu messen, wird erst sinnvoll, wenn dieses erste Ziel erreicht ist: So sollten Patienten, die mehrfach am Tag injizieren und solche, die mit Insulinpumpen behandelt werden, vor allem zu Beginn der Behandlung damit die Effizienz der präprandialen Insulingabe kontrollieren. Mit zunehmender Erfahrung der Patienten, wieviel Einheiten Insulin sie für die Aufrechterhaltung der Normoglykämie bei Aufnahme einer bestimmten Menge Kohlenhydrate benötigen, entfallen diese postprandialen Blutzuckermessungen.

Blutzuckermessungen in der Nacht

Diese sind zu Beginn der Insulinbehandlung sinnvoll, um Überdosierungen der Abenddosis des Verzögerungsinsulins zu vermeiden. Dazu genügt ein Wert um ca. 1 Uhr.

Urinzucker-Kontrollen

Diabetiker sammeln während der ambulanten Betreuung keinen Urin; auch im Krankenhaus kann auf das tägliche Sammeln des Urins verzichtet werden. Wenn der Patient auch in der Folge selbst Kontrollen der Glukosurie durchführen soll, muß dies auch während der stationären Behandlung durchgeführt werden (präprandiale Proben vor den Hauptmahlzeiten).

Die Blutzuckermessung sollte möglichst *auf der Station selbst durchgeführt werden*. Blutzuckerwerte müssen *sofort* verfügbar sein!

7.4 Wie beginnt man mit der Insulinbehandlung?

Durchführung der ersten Insulinbehandlung im Krankenhaus

Einverständnis des Patienten

Wenn Sie als Arzt die Indikation zur Insulinbehandlung gestellt haben, gilt es zunächst das Einverständnis des Patienten zur Durchführung dieser Behandlung zu gewinnen. Bedenken Sie: es ist der Beginn einer meist lebenslang vom Patienten selbst durchzuführenden Therapie, d. h. ohne das Einverständnis und die Mitarbeit des Patienten sind ihre therapeutischen Vorstellungen zum völligen Scheitern verurteilt. Sehr hilfreich ist es, wenn der Patient schon vor der Einleitung der Insulintherapie anhand einer Selbstmessung seine schlechte Stoffwechsellage festgestellt hat. Die Besserung im Laufe der Insulinbehandlung kann er dann selbst beobachten. Wenn der Patient die erste Insulininjektion schon selbst vornimmt, entfällt später die Angst des Patienten vor der ersten eigenen Insulininjektion.

Besprochen werden sollten mit dem Patienten bei Beginn der Insulinmedikation im Krankenhaus:

1. das Therapieziel,
2. die Möglichkeit von Hypoglykämien,
3. die Technik der Injektion,
4. die Selbstkontrolle.

Diese Informationen stellen noch keine Patientenschulung dar, sie sollen lediglich ein Einverständnis des Patienten in die Behandlung ermöglichen und den Patienten vor der Hypoglykämie warnen.

Eine häufige Frage zur Diabetesbehandlung ist: Wie macht man das nun praktisch?

Dies sei an zwei Beispielen dargestellt:

Beispiel 1

1. Ein 20jähriger Diabetiker wird wegen eines frisch entdeckten Typ-I-Diabetes morgens eingewiesen. BZ 300 mg%, Glukosurie 5%, Azetonurie + +.

Am Vormittag wird der Patient über die Notwendigkeit der Insulintherapie informiert, er mißt selbst Glukosurie und Azetonurie.

Der Patient wird gebeten, vor allen Mahlzeiten frische Urinproben auf Zucker und Azeton zu messen und sofort, wenn er die Werte gemessen hat, zum Arzt zu kommen, um die Konsequenzen zu diskutieren.

Vor dem Mittagessen spritzt sich der Patient 16 E kurzwirkendes Insulin (bei einem Kind würde man mit weniger beginnen).

Vor der nachmittäglichen Zwischenmahlzeit wird die Wirkung dieses Insulins kontrolliert. Sollte der BZ weiter über 200 mg% liegen, werden erneut 8 E vor der Zwischenmahlzeit injiziert.

Vor dem Abendessen wird wieder die Dosis des kurzwirkenden Insulins von dem aktuellen Blutzuckerwert abhängig gemacht: liegt der Blutzucker bei 200 mg%, so braucht der Patient in unserem Fall 8 E Insulin präprandial; ist der Patient abends präprandial normoglykämisch, genügen 4 E kurzwirkendes Insulin; ist er hypoglykämisch, bekommt er kein kurzwirkendes Insulin vor dem Abendessen.

Abends beginnt auch die Substitution mit Verzögerungsinsulin: Um ca. 20 Uhr spritzt unser Patient 10 E Verzögerungsinsulin. Für den nächsten Morgen muß abends auch schon eine Anordnung getroffen werden: hier z. B. 12 E kurzwirkendes und 16 E Verzögerungsinsulin. Die weiteren Änderungen der Insulindosis erfolgen entsprechend den folgenden Blutzuckerwerten. Ziel muß sein, die präprandialen Blutzuckerwerte bis in den Bereich der Norm zu senken!

Denken Sie daran, daß der Insulinbedarf dann, wenn die Blutzuckerwerte des Patienten den Bereich der Normoglykämie erreichen, deutlich abnimmt, also sollte rechtzeitig, schon in den ersten Tagen, eine Verminderung der Insulindosierung möglich sein.

Junge Diabetiker sollten noch während des stationären Aufenthaltes einmal eine leichte Hypoglykämie bekommen, um die dabei auftretenden Symptome kennenzulernen; ggf. kann man durch präprandiale Muskelarbeit eine Hypoglykämie provozieren.

Dieser Verlauf stellt sich im Dokumentationsheft des Patienten so dar:

Datum	Insulin: □ = Normalinsulin ▨ = Verzögerungsinsulin				Selbstkontrolle				Bemerkungen
	morgens	mittags	abends	spät	morgens	mittags	abends	spät	z.B. Unterzuckerung genauer Zeitpunkt (Uhrzeit)
Mo		16/8	8	10	5	5	1	0,1	
Di	12	16	10	8	10	0,1	0	0,1	0,1	
Mi	12	16	8	6	8	0	0	0,5	0	mittags Hypo!
Do	10	12	8	6	8	0	0		0,1	
Fr										
Sa										
So										

Die entsprechende Dokumentation der Station sieht folgendermaßen aus:

Datum	Uhrzeit	Blutzucker	Insulindosis	Bemerkungen
Mo	9.00	300		Azeton+++
	11.30	320	16 Actrapid	
	15.00	220	8 Actrapid	Azeton++
	18.00	200	8 Actrapid	
	20.00	140	10 Monotard	
	24.00	160		
Di	8.00	180	12 Actrapid + 16 Monotard	
	11.30	140	10 Actrapid	
	18.00	120	8 Actrapid	
	20.00		10 Monotard	
Mi	8.00	110	12 Actrapid + 16 Monotard	
	11.30	80	8 Actrapid	Hypo 11.00
	18.00	170	6 Actrapid	
	20.00	110	8 Monotard	
Do	8.00	130	10 Actrapid + 12 Monotard	
	11.30	80	8 Actrapid	
	18.00	100	6 Actrapid	
	20.00		8 Monotard	

Beispiel 2

Die Umstellung einer 70jährigen Patientin mit Diabetes mellitus Typ II wegen sehr schlechter Einstellung nach jahrelanger alleiniger Diätbehandlung auf Insulin.

Die Patientin hat bei Einweisung folgende Stoffwechselwerte: BZ 260 mg%, Glukosurie 2%, Azetonurie negativ.

Mit der Patientin wird diskutiert, welche Vorteile eine Insulinbehandlung ihres Diabetes mellitus für sie persönlich hätte.

Die Zustimmung der Patientin gilt es nicht zu erzwingen; auch kann man die Patientin durchaus einige Tage ihre Stoffwechsellage selbst überprüfen lassen und dann mit ihr die erhobenen Werte diskutieren.

Begonnen wird die Insulinbehandlung morgens; man injiziert Verzögerungsinsulin (z. B. eine feste Mischung zwischen Verzögerungsinsulin und kurzwirkendem Insulin 70:30), in unserem Falle z. B. 20 E morgens. Blutzuckerwerte vor dem Mittagessen und dem Abendessen prüfen die Effizienz der Behandlung. Werden die präprandialen Blutzuckerwerte entweder vor dem Mittagessen oder vor dem Abendessen ausreichend gesenkt, bleibt man bei der erreichten Morgendosis. Wenn die Dosierung noch nicht ausreicht, erhöht man morgens die Insulindosierung um 4–8 E.

Wenn am Verlauf der Blutzuckerwerte deutlich zu erkennen ist, daß eine alleinige Morgendosis nicht ausreicht – dies wäre der Fall, wenn zwar die BZ-Werte tagsüber gesenkt werden können, Werte in der Nacht und am nächsten Morgen aber weiterhin sehr schlecht bleiben, dann ist zusätzlich eine abendliche Insulininjektion nötig. Diese Abenddosis sollte bei älteren Patienten nicht zu hoch angesetzt werden. Man beginnt mit 8 E und erhöht dann je nach Wirkung um 4–8 E.

Abzulehnen sind unflexible Faustregeln, wie: immer die Morgendosis bis 48 E erhöhen und dann 2mal pro Tag spritzen!

Folgendermaßen sähe der Beginn der Insulinbehandlung im Selbstkontrollheft der Patientin aus: Diabetes-Tagebuch der Patientin

Datum	Insulin: ▢ = Normalinsulin ▢ = Verzögerungsinsulin				Selbstkontrolle				Bemerkungen
	morgens	mittags	abends	spät	morgens	mittags	abends	spät	z.B. Unterzuckerung genauer Zeitpunkt! (Uhrzeit)
Mo	20				2	1	0,5	1	
Di	20			8	1	0,5	0	0,5	
Mi	20			8	0,5	0	0	0,1	
Do	16			8	0,1	0,1	0	0,1	
Fr									
Sa									
So									

Dokumentationskurve der Station für diese Patientin

Datum	Uhrzeit	Blutzucker	Insulindosis	
Mo	8.00	220	0	Azeton im Urin neg.
	11.30	260	0	Glukosurie 5%
	18.00	240	0	
Di	8.00	240	20 Mixtard	
	11.30	140		
	18.00	180		
	20.00		8 Insulatard	
Mi	8.00	140	20 Mixtard	
	11.30	120		
	18.00	80		
	20.00	140	8 Insulatard	
Do	8.00	120	16 Mixtard	
	11.30	140		
	18.00	100		
	20.00		8 Insulatard	

7.5 Patientenschulung als Grundlage einer erfolgreichen Behandlung

Schon die ärztliche Aufklärungspflicht macht eine Information des Patienten über die Hypoglykämiesymptomatik und ihre Behandlung bei Beginn der Insulinbehandlung obligat. Patientenschulung allerdings bedeutet mehr als Information über Nebenwirkungen der vom Arzt bestimmten Therapie. Die besondere Eigenart der Behandlung des Diabetes mellitus besteht darin, daß der Patient selbst lebenslang eine differenzierte Behandlung durchführen muß. Dies erfordert, daß er über möglichst alle Aspekte der Behandlung seiner Erkrankung informiert werden muß; auch soll er möglichst in die Lage versetzt werden, diese Behandlung selbständig den aktuellen Gegebenheiten anzupassen. Um dies zu erreichen, ist ein Schulungsprogramm für Patienten zu planen, das in pädagogisch ausgewogener Form den Patienten in verständlicher Sprache zu einer erfolgreichen Selbstbehandlung befähigt. Ein solcher Unterricht bedarf selbstredend der laufenden Kontrolle, ob der Patient die Lernziele der Unterrichtsstunden erreicht hat; Kontrollen sind notwendig, um die zu erwerbenden Fertigkeiten wie Insulininjektion, Selbstkontrolle des Stoffwechsels und Diätzubereitung zu prüfen und ggf. zu korrigieren. All dies hat in einer Form zu geschehen, die der Patient nicht als restriktiven Eingriff in seine Lebensgewohnheiten, sondern als einen Weg zu mehr Unabhängigkeit bei guter Behandlungsqualität empfindet.

Erfahrungen aus mehreren Zentren haben gezeigt, daß eine befriedigende Schulung von Diabetikern nur zu erreichen ist, wenn 15–20 Stunden systematischer Unterricht erteilt werden.

Die Abb. 23 zeigt den Stundenplan der Patientenschulung für mit Insulin behandelte Diabetiker, die unsere Arbeitsgruppe seit Jahren durchführt. Der Patientenunterricht wird von Schulungsschwestern für Diabetiker (Diabetesberaterinnen) und Diätassistentinnen erteilt. Die praktischen Übungen zur Stoffwechselselbstkontrolle werden von einer Medizinisch-technischen Assistentin durchgeführt.

Die gesamten therapeutischen Bemühungen sind auf einen 5tägigen stationären Aufenthalt ausgerichtet. *Länger* sollte die stationäre Be-

Montag	Dienstag	Mittwoch	Donnerstag	Freitag
	7.00 Uhr Gemeinsames Messen von Blut- u. Harnzucker			
10.30–11.45 Uhr Begrüßung durch den Stationsarzt **Was ist Diabetes?**	9.00–10.30 Uhr **Einführung in die Diät**	10.00 Uhr **Visite**	9.45–11.00 Uhr **Exkursion** Einkaufstips für Diabetiker im Supermarkt	10.00–11.00 Uhr **Diät** Diskussion
11.00 Uhr Gemeinsames Messen von Blut- u. Harnzucker				
14.30–15.30 Uhr **Stoffwechsel-Selbstkontrolle**	14.30–17.00 Uhr **Insulininjektion Insulinwirkung Unterzucker**	14.15–15.45 Uhr **Diät** Gemeinsame Nachmittagsmahlzeit im Schulungsraum	13.00–14.00 Uhr **Sport** Blutzuckermessen vor- u. nachher	14.30–16.00 Uhr **Spätschäden durch Diabetes, Fußpflege** Allgemeine Diskussion
15.45–17.00 Uhr Praktische Übung der Selbstkontrolle		16.00–17.00 Uhr **Verminderung der Insulindosis**	14.30–17.00 Uhr **Sport u. Diabetes Erhöhung der Insulindosis**	
17.30 Uhr Gemeinsames Messen von Blut- u. Harnzucker				

Abb. 23. Diabetikerschulung – Stundenplan (Medizinische Klinik E der Universität Düsseldorf)

79

handlung von Diabetikern ohne therapiebedingte Komplikationen oder Begleiterkrankungen nicht dauern!

Auf den folgenden Seiten haben wir dargestellt, *was* mit Insulin behandelte Diabetiker im Patientenunterricht lernen sollten und diese Lernziele soweit notwendig näher begründet. Darauf *wie* ein solcher Patientenunterricht erteilt werden kann, sind wir hier nicht eingegangen; die pädagogische Gestaltung des Unterrichts an Patienten, seine Einbindung in die medizinische Behandlung und den Stationsablauf und die psychologischen Aspekte der Unterrichtung der Patienten sind aber für einen dauerhaften Erfolg der Behandlung mit entscheidend. Diabetologen neigen dazu, sich allein auf inhaltliche Aspekte der Patientenschulung zu beschränken und sich wenig dafür zu interessieren, *wie* ihr Schulungspersonal Patientenunterricht erteilt. Mediziner werden jahrelang mit Frontalunterricht ausgebildet; darüber, ob die Zuhörer die Lernziele erreicht haben, erhält der Vortragende keine direkte Information. Die Lernziele werden erst am Ende des Studienabschnitts (in mehr oder weniger sinnvoller Weise) kontrolliert. Erreichen die Studenten die Lernziele nicht, kann man ihnen die Ausübung des Berufs unmöglich machen. Einem Diabetiker aber kann man nie verbieten, Diabetiker zu sein, weil er den Patientenunterricht nicht verstanden hat. Nur sehr begrenzte Zeit steht zur Verfügung, um ihn zu unterrichten. Deshalb ist es so ungemein wichtig, das pädagogische Vorgehen bei der Patientenschulung genau zu planen, zu beobachten und ggf. zu revidieren.

7.6 Insulininjektion

J.J.R.MacLeod (dessen Assistenten 1921 das Insulin entdeckt hatten) schrieb dazu 1925 in seinem Buch *Insulin and its use in the treatment of diabetes:*

„The patient must also be trained in the measurement and administration of his own insulin ... before he is a safe person to entrust with his own life."

Dies gilt auch heute noch, denn ein Ersatz der subkutanen Applikation des Insulins ist leider noch immer nicht in Sicht.

Womit Spritzen?

Zu empfehlen ist der Gebrauch von Plastikspritzen (Abb. 24) mit aufgeschweißter Kanüle (dadurch kein Totraum und kaum Luftblasen beim Aufziehen). Glasspritzen sind in Deutschland nicht mehr zeitgemäß (allenfalls bei Gastarbeitern, die in ihre Heimat zurückkehren, sollte man daran denken, den Patienten auch auf den Gebrauch der Glasspritze vorzubereiten). Von sog. Spritzpistolen ist abzuraten. Die Plastikspritzen können übrigens durchaus mehrfach (3–4mal) Verwendung finden, wenn sachgemäß mit ihnen umgegangen wird. Eine Desinfektion der Haut vor dem Insulinspritzen ist nachgewiesenermaßen unnötig; die Verschreibung von Alkohol somit entbehrlich. Plastikspritzen mit aufgeschweißter Kanüle sind mit einem Volumen von 1 und 2 ml erhältlich (entsprechend 40 E und 80 E Insulin).

Einfache Tupfer (nicht die wesentlichen teueren Alkoholtupfer) sollten dem Patienten zur Verfügung stehen, um eventuell austretendes Blut abzuwischen. Patienten, die den Blutzucker selbst messen, brauchen ohnehin dazu Tupfer. Wenn Patienten das selbständige Mischen von kurz- und langwirkendem Insulin erlernen sollen, müssen sie auch die entsprechende Aufziehtechnik beherrschen: erst ist das kurzwirkende, dann das Verzögerungsinsulin aufzuziehen. Dies gilt besonders für die Mischung von *Actrapid* und *Monotard,* die übrigens auch sofort nach dem Aufziehen injiziert werden muß! Der Wechsel der Einstichstelle ist zur Vermeidung von lokalen Lipohypertrophien oder -atrophien notwendig. Die Injektionsregion sollte allerdings nicht ungeplant gewechselt werden. Die Insulinabsorption erfolgt vom Abdomen schneller als vom Oberschenkel oder vom Arm.

Kaum bekannt ist das Abknicken des Stichkanals, um das Zurückfließen von Insulin aus dem Stichkanal zu vermeiden. Dies wird um so wichtiger, je größer die injizierte Insulinmenge ist.

Gespritzt wird Insulin in eine Hautfalte, und zwar am Grund der Hautfalte in einem Winkel von 45 Grad. Mit dieser Technik gelangt das Insulin sicher in das Unterhautfettgewebe (Abb. 25).

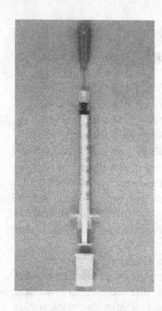

Abb. 24. Insulinspritze

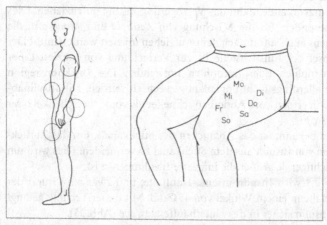

Wohin Insulin spritzen   „Spritzplan" (Wechsel der Einstichstellen)

Abb. 25. Regionen, in die Insulin injiziert werden kann. Mensch mit den Injektionsregionen: Oberschenkel, Oberarm, Bauch, Gesäß

7.7 Hypoglykämie

Über die Symptome, die Ursachen und die Behandlung einer Hypoglykämie muß der insulinbehandelte Patient umfassend informiert werden: dies gebietet allein schon die ärztliche Aufklärungspflicht.

Was ist eine Hypoglykämie:
Hypoglykämie = Blutglukose unter 40 mg% oder Blutglukose unter 50 mg% und gleichzeitige Symptome einer Hypoglykämie.

Symptome der Hypoglykämie sind einerseits Zeichen der hormonellen Gegenregulation, andererseits direkte Zeichen der Minderversorgung des Gehirns mit Glukose:

Schwitzen, innere Unruhe, Tachykardie, Hungergefühl
Kopfschmerzen, Konzentrationsstörungen,
Sehstörungen (Flimmern vor den Augen, Doppeltsehen),
Aggressivität, „Kribbeln" um den Mund.

Die Symptome der Hypoglykämie sind individuell sehr verschieden. Deshalb sollten dem Patienten alle möglichen Formen von Frühzeichen der Hypoglykämie bekannt sein, um sich rechtzeitig behandeln zu können. Bei unterschiedlich schnellem Blutzuckerabfall kann der Ablauf der Symptome der Hypoglykämie völlig anders verlaufen. Manche Diabetiker berichten über Symptome von Hypoglykämien bei einem Blutzuckerabfall von hohen auf normale Blutzuckerwerte. In den allermeisten Fällen haben die Patienten dann nicht im rechten Moment den Blutzucker kontrolliert und hatten doch vor Beginn der Symptomatik hypoglykämische Werte; es gibt allerdings Hinweise dafür, daß bei Diabetikern eine Symptomatik auch durch schnellen Abfall des Blutzuckers auagelöst werden kann, ohne daß hypoglykämische Werte erreicht werden: ein Grund mehr, die Patienten zu einer Selbstmessung des Blutzuckerspiegels anzuleiten; in diesen Fällen soll dem Blutzuckerabfall natürlich *nicht* gegengesteuert werden.

Behandlung einer schweren Hypoglykämie durch Angehörige der Patienten mit Glukagon

Schwere Hypoglykämien mit Bewußtlosigkeit sind bei gut instruierten Patienten selten. Aber durch Fehler in der Behandlung, besonders nach erheblichem Alkoholkonsum, und bei oder nach außergewöhnlicher Bewegung ohne vorbeugende Reduktion der Insulindosis kann es zu solchen schweren Hypoglykämien kommen (z. B. nach einer ausgedehnten abendlichen Feier nach aktiver Teilnahme an einem gewonnenen Fußballspiel). In diesem Falle hängen die Gefahren der Hypoglykämie wesentlich von der Schnelligkeit ab, mit der eine wirksame Behandlung erfolgt. Den Angehörigen insulinbehandelter Diabetiker muß man deshalb unbedingt die Behandlung einer schweren Hypoglykämie mit Bewußtlosigkeit mittels Glukagon erklären. Intramuskulär oder subkutan injiziert führt eine Ampulle Glukagon (à 1 mg) meist nach wenigen Minuten zu einem Aufwachen des Patienten.

Eine den Angehörigen mitgegebene Leerpackung dient dazu, von Zeit zu Zeit die Handhabung der Glukagonspritze wiederholen zu können.

Bei entsprechender Schulung scheint die Verschreibung von Glukagon zu diesem Zweck sowohl notwendig als auch seitens der Kosten-Nutzen-Abwägung sinnvoll.

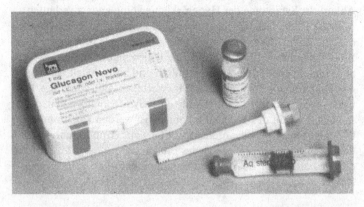

Abb. 26. Glukagon NOVO

84

Alkoholika

Die Problematik des Alkoholkonsums bei insulinbehandelten Diabetikern erwähnen wir bewußt im Kaptiel über die Hypoglykämie: Wegen dieser Gefahr ist ein übermäßiger Alkoholkonsum bei diesen Patienten problematisch. Alkoholika, die keinen oder nur sehr wenig Zucker enthalten, sind in begrenzter Menge (d.h. nicht über das Maß des Kontrollverlustes hinaus) den Patienten erlaubt; allerdings muß der Patient wissen, daß ihm eine Hypoglykämie droht, wenn er größere Mengen Alkohol trinkt. Auf jeden Fall sollte er bei Alkoholkonsum am Abend zusätzliche Kohlenhydrate essen, um einer Hypoglykämie vorzubeugen. Problematisch ist für Diabetiker, daß ihnen vom Konsum normalen Biers leider abgeraten werden muß, daß es aber in Deutschland kaum eine mehr oder weniger festliche Gelegenheit gibt, zu der man nicht Bier trinkt.

7.8 Diabetes und Muskelarbeit

Schon 1926 erkannte man, daß bei außergewöhnlicher Bewegung insulinbehandelten Diabetikern die Gefahr einer Hypoglykämie droht. Heute können wir mit klaren Anweisungen dem Patienten die Möglichkeit geben, auch bei guter Stoffwechseleinstellung wie ein Stoffwechselgesunder Sport zu betreiben.

Physiologischerweise wird bei Muskelarbeit die Insulinsekretion erheblich vermindert. Nur so ist es dem Stoffwechselgesunden möglich, den Blutzuckerspiegel auch unter körperlicher Belastung im Bereich der Norm zu halten. Die Verminderung der Insulinämie unter Muskelarbeit macht es möglich, daß erhebliche Mengen an Glukose von der Leber freigesetzt werden, um den Mehrbedarf der Muskulatur an Glukose unter Muskelarbeit zu decken. Ganz anders sind die Verhältnisse bei insulinbehandelten Diabetikern: die Insulinämie ist durch die subkutane Injektion vorgegeben und kann daher unter Muskelarbeit nicht vermindert werden. Spritzt der Patient die übliche Menge Insulin und treibt dann Sport, so sinkt der Blutzucker erheblich ab. Obwohl die Muskulatur viel mehr Glukose aufnimmt (dies kann bei Vorhandensein einer geringen Menge Insulin unabhängig von der Insulinämie geschehen), verhindert das gespritzte Insulin eine ausreichende Freisetzung und Produktion von Glukose durch die Leber.

Für den Patienten hat dies einfache Konsequenzen:
Bei längerdauernder außergewöhnlicher Muskelarbeit, z.B. bei einer Tageswanderung oder bei einem Skilanglauf, muß er vorbeugend deutlich weniger Insulin injizieren als sonst. Dabei sollte die Dosisverminderung vor erheblicher Bewegung mindestens 50% betragen.
Auch *nach* außergewöhnlicher Bewegung ist die Verminderung der Insulindosierung meist notwendig; nach intensivem Sport am Wochenende kann der Insulinbedarf selbst zu Beginn der Woche noch vermindert sein („monday effect").
Bei kürzer dauernder körperlicher Bewegung (z.B. Schwimmen) empfiehlt sich die präventive Einnahme von Kohlenhydraten vor der geplanten Bewegung und je nach Intensität meist auch danach. Besonders wichtig ist die Selbstkontrolle des Blutzuckers bei sportlich aktiven Diabetikern:
Nur durch die Selbstmessung des Blutzuckers läßt sich der Erfolg der präventiven Maßnahmen objektiv feststellen und eine Hypo- oder Hyperglykämie vermeiden!
Besonders nach dem Sport kann es für den Diabetiker schwer sein, zwischen Müdigkeit und Schwitzen bedingt durch die körperliche Anstrengung und den ersten Anzeichen einer Hypoglykämie zu unterscheiden: nur die Selbstmessung des Blutzuckers hilft ihm hier weiter.
Völlig unrealistisch sind rigide Vorschriften, wie die Empfehlung, täglich immer zur gleichen Zeit, für die gleiche Dauer und mit gleicher Intensität Sport zu betreiben. Derartige Empfehlungen sind mit den hierzulande üblichen Lebensgewohnheiten nicht zu vereinbaren. Ziel der Unterrichtung des Diabetikers zu den Problemen beim Sport ist es vielmehr, ihm eine sportliche Betätigung zu ermöglichen, falls er dies wünscht. Heute möchten immer mehr Diabetiker Sport treiben. Die sportliche Betätigung in der Freizeit gehört zu einem „normalen Leben". Auch sportliche Höchstleistungen können von Diabetikern durchaus erbracht werden – immerhin hat zumindest

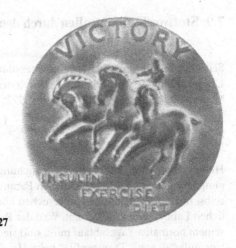

Abb. 27

ein deutscher Diabetiker bereits eine olympische Goldmedaille gewonnen.

Selbstredend ist es unsinnig, diabetische Kinder generell vom Schulsport zu „befreien"! Der Sportlehrer sollte allerdings über die Möglichkeit einer Hypoglykämie informiert sein und ggf. Traubenzucker geben oder sogar Glukagon injizieren können.

Wichtig ist es, zu wissen, daß bei schwer entgleisten Diabetikern in ketotischer Stoffwechsellage Muskelarbeit nicht den Blutzucker erniedrigt, sondern ihn erhöht und die Ketose verschlimmert. In diesem Falle fehlt die minimale Insulinmenge, die nötig ist, um eine Steigerung der Glukoseaufnahme durch die Muskulatur zu ermöglichen. Schwer entgleisten Diabetikern ist also zu Ruhe zu raten; sie brauchen alsbald kurzwirkendes Insulin.

Literatur

Vranic M, Berger M (1979) Exercise and diabetes mellitus. Diabetes 28: 1028
Berger M et al. (1982) Diabetes and exercise. H. Huber, Bern

7.9 Stoffwechselkontrollen durch den Patienten

Seit der Einführung der Insulinbehandlung gehört die tägliche Überprüfung der Stoffwechsellage durch den Patienten zur Insulinbehandlung. E. P. Joslin schrieb schon 1922:

„AT PRESENT IT IS NOT PRUDENT TO USE INSULIN WITHOUT DAILY EXAMINATIONS OF THE URINE".

Heute stehen den Patienten Untersuchungsmethoden zur Verfügung, mit denen sie alle wesentlichen Parameter ihres Stoffwechsels selbst mit einer Genauigkeit untersuchen können, die der eines ärztlichen Labors sehr nahe kommt. Weil der Patient diese Meßwerte in seinem normalen Tagesablauf mißt, sind sie für die Behandlung viel sinnvoller als sog. „Tagesprofile" beim Hausarzt. Die Deutsche Diabetes-Gesellschaft empfiehlt seit Jahren eine tägliche Stoffwechselselbstkontrolle durch insulinbehandelte Diabetiker.

Selbstmessung der Glukosurie durch den Patienten

Seit Jahrzehnten wird die Glukosurieselbstkontrolle durch den Diabetiker eingesetzt. Insulinbehandelte Diabetiker messen dazu sog. frische präprandiale Proben; d.h. 1–½ h vor den Hauptmahlzeiten urinieren, dann kurz vor dem Essen erneut Urin gewinnen und diesen testen. Diese frischen Urinproben geben einen ungefähren Aufschluß darüber, ob die präprandialen Blutzuckerwerte über der Nierenschwelle für Glukose lagen oder nicht. Natürlich ist diese Methode der Stoffwechselselbstkontrolle für Patienten mit Anomalien der Nierenschwelle für Glukose (z. B. bei renaler Glukosurie) ungeeignet. Wenn der Patient diese Methode der Selbstkontrolle erlernt, sollten also parallel zu den präprandialen Urinproben Blutzuckerbestimmungen durchgeführt werden, um festzustellen, ob diese Selbstkontrollwerte auch wirklich eine Basis für Selbstanpassungen der Insulindosis durch den Patienten sein können. Behandlungsziel bei Urinzuckerselbstkontrolle ist die Glukosuriefreiheit in den präprandialen Proben.

Blutzuckerselbstkontrolle

Die Selbstmessung der Glukosurie erlaubt den Patienten keine Unterscheidung zwischen normoglykämischen und hypoglykämischen Blutzuckerwerten. Auch bedeutet Glukosuriefreiheit nicht bereits Normoglykämie. Dies sind Gründe, die eine Selbstkontrolle des Blutzuckers grundsätzlich als eine validere Methode der Stoffwechselselbstkontrolle für Diabetiker erscheinen lassen. Soweit also Patienten bereit sind, die mehrfach tägliche Blutzuckerselbstkontrolle unter der Insulinbehandlung durchzuführen, sollte man dies unbedingt unterstützen.

Durch moderne Meßmethoden ist die Blutzuckermessung durch den Patienten so verläßlich geworden, daß ihr zunehmend Bedeutung zukommt.

Unsere Patienten erlernen z. Zt. folgende Meßmethoden (Stand Januar 1983):

- Zur Glukosuriemessung:
  DIABUR TEST 5000 (Boehringer Mannheim),
- Zur Azetonuriemessung (nur bei hohem Blutzucker oder hoher Glukosurie): KETUR TEST (Boehringer Mannheim),
- Zur Selbstmessung des Blutzuckers:
  HAEMOGLUKOTEST 20–800 (Boehringer Mannheim).

Bei Verwendung des *Haemoglukotest* wird das Blut vom Teststreifen mit einem Tupfer abgewischt. Bei Verwendung des VISIDEX-Teststreifens (MILES SPARTE AMES), einer Weiterentwicklung des DEXTROSTIX, muß der Blutstropfen abgewaschen werden.

Die Methoden der Blutzuckermessung für Patienten haben sich in den letzten Jahren rapide weiterentwickelt; es steht zu erwarten, daß in Zukunft Reflektometer im Taschenformat in noch weiter miniaturisierter Form und noch besserer Genauigkeit angeboten werden.

Künftig zu entwickelnde Teststreifen sollten noch genauere Messungen in dem für die Patienten therapeutisch wichtigen Bereich ermöglichen.

Im Rahmen der Patientenschulung sollte die Genauigkeit geprüft werden, mit der die Patienten ihre Selbstkontrollwerte messen! Fehler beim Ablesen von Teststreifen können so rechtzeitig bemerkt und korrigiert werden. In unserer Arbeitsgruppe hat sich folgendes Vorgehen bewährt: Wenn die Patienten selbst den Blutzucker messen, ist eine MTA oder eine Schulungsschwester zugegen und beurteilt, ob die Patienten richtig messen. Fehler können so gleich mit den Patienten diskutiert und ggf. korrigiert werden.

Welche Patienten sollten die Selbstmessung des Blutzuckers erlernen?

Alle mit Insulin behandelten Patienten: denn bei allen kann in besonderen Situationen eine sofortige Messung des Blutzuckers notwendig werden, z.B. um die Frage zu klären, ob eine Hypoglykämie vorliegt oder nicht (beim Autofahren und beim Sport ist dies besonders wichtig).

Ausschließlich Blutzuckerselbstkontrolle müssen die Patienten durchführen, die eine Stoffwechseleinstellung erreichen wollen, die wirklich im *normo*glykämischen Bereich liegt. Dies gilt ganz besonders für diabetische Schwangere, bei denen eine Blutzucker-Einstellung nur geringfügig unterhalb der Nierenschwelle für Glukose nicht vertretbar wäre.

Dies gilt ebenso für Patienten, die mit subkutanen Insulinpumpen behandelt werden; diese Behandlungsform können die Patienten nur dann optimal nutzen, wenn mindestens 3 × täglich eine Blutzuckermessung erfolgt.

Dokumentation der Selbstkontrollergebnisse

Die gemessenen Selbstkontrollwerte trägt der Patient in ein Tagebuch ein, das einerseits die Grundlage für seine Anpassungen der Behandlung darstellt, andererseits auch Grundlage der Diskussion mit dem Arzt ist. Nebenbei können die Selbstkontrollhefte auch als Beleg der Kooperationsbereitschaft der Patienten dienen: besonders bei Fragen der Fahrerlaubnis kann dies von Nutzen sein – der Patient sollte die Hefte also aufbewahren (Abb. 28).

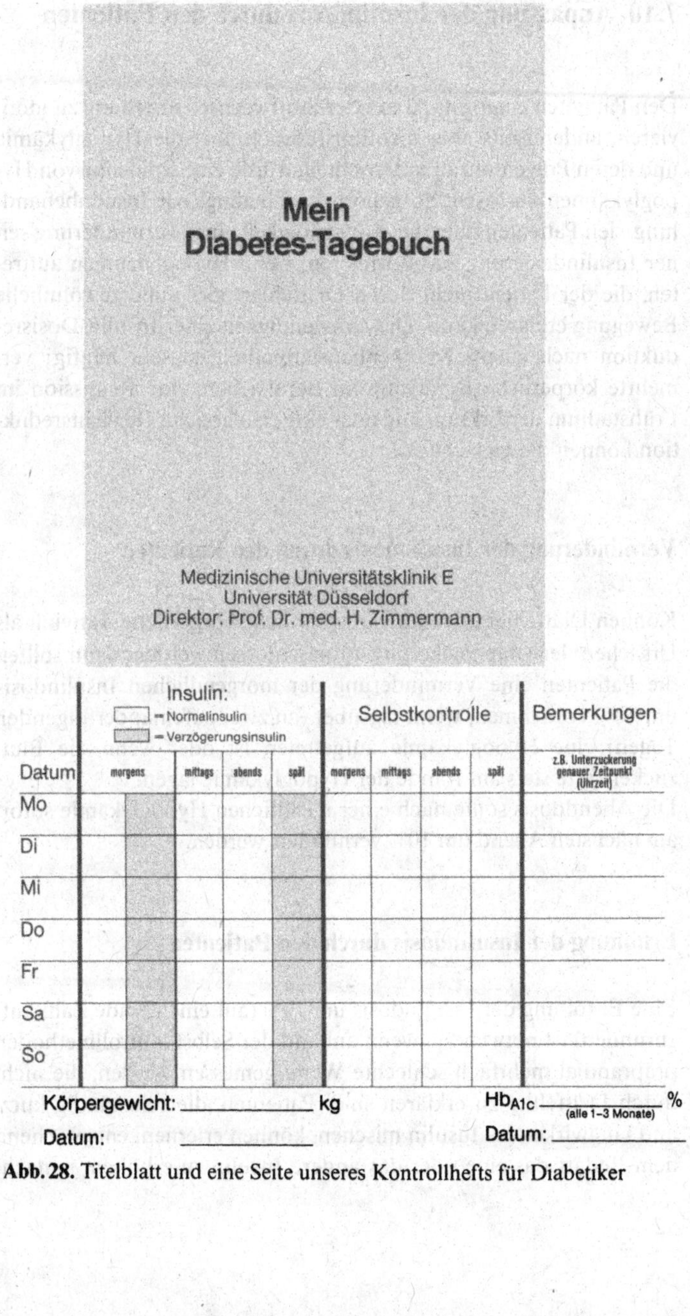

Mein
Diabetes-Tagebuch

Medizinische Universitätsklinik E
Universität Düsseldorf
Direktor: Prof. Dr. med. H. Zimmermann

Datum	Insulin: ☐ = Normalinsulin ▨ = Verzögerungsinsulin				Selbstkontrolle				Bemerkungen
	morgens	mittags	abends	spät	morgens	mittags	abends	spät	z.B. Unterzuckerung genauer Zeitpunkt (Uhrzeit)
Mo									
Di									
Mi									
Do									
Fr									
Sa									
So									

Körpergewicht: _____ kg   Hb$_{A1c}$ _____ % (alle 1–3 Monate)

Datum: _____   Datum: _____

Abb. 28. Titelblatt und eine Seite unseres Kontrollhefts für Diabetiker

7.10 Anpassung der Insulindosis durch den Patienten

Den Patienten einerseits zu exakter Stoffwechseleinstellung zu motivieren, andererseits aber nicht ausführlich über die Hypoglykämie und deren Prävention zu unterrichten, würde eine Epidemie von Hypoglykämien auslösen. So gehört es unbedingt zur Insulinbehandlung, den Patienten über die Notwendigkeit einer Verminderung seiner Insulindosierung zu informieren, wenn Hypoglykämien auftreten, die der Patient nicht durch Diätfehler oder außergewöhnliche Bewegung erklären kann. Die Notwendigkeit einer Insulin-Dosisreduktion nach einem Krankenhausaufenthalt ist sehr häufig; vermehrte körperliche Bewegung im Berufsleben, eine Remission im Frühstadium der Erkrankung oder eine erfolgreiche Gewichtsreduktion können die Ursachen sein.

Verminderung der Insulindosis durch den Patienten

Können Diätfehler oder außergewöhnliche körperliche Aktivität als Ursachen der Unterzuckerung ausgeschlossen werden, dann sollten die Patienten eine Verminderung der morgendlichen Insulindosis um 10% vornehmen, wenn tagsüber (an zwei aufeinanderfolgenden Tagen) eine Hypoglykämie aufgetreten ist oder wenn die Blutzuckerwerte stets am Rande der Hypoglykämie lagen.
Die Abenddosis sollte nach einer nächtlichen Hypoglykämie sofort am nächsten Abend um 10% vermindert werden.

Erhöhung der Insulindosis durch den Patienten

Eine Erhöhung der Insulindosis um 10% (auf eine gerade Zahl aufzurunden) ist notwendig, wenn anhand der Selbstkontrollmethoden präprandial mehrfach schlechte Werte gemessen werden, die nicht durch Diätfehler zu erklären sind. Patienten, die selbständig kurz- und langwirkendes Insulin mischen, können erlernen, entsprechend dem Bedarf das eine oder das andere Insulin zu erhöhen, je nachdem ob die Meßwerte vor dem Mittagessen oder vor dem Abendessen schlecht ausgefallen sind.

Ob der Patient später in der Lage ist, eine Anpassung der Insulindosis vorzunehmen, hängt vom Ergebnis des Patientenunterrichts ab. Sollte der Patient dazu ausnahmsweise nicht in der Lage sein, ist dies dem Hausarzt entsprechend mitzuteilen; wenn möglich sollte ein Angehöriger dann über die Stoffwechselselbstkontrolle und ihre Konsequenzen informiert werden.

Regeln zur Anpassung der Insulindosierung durch den Patienten müssen mit dem Patienten an mehreren Beispielen eingeübt werden, bevor man dem Patienten die Anpassung seiner Dosierung überläßt. Diese Selbstanpassung der Behandlung durch den Patienten sollte nicht ein hochgestecktes Ziel für wenige, ausgesuchte Patienten bleiben: die überwiegende Zahl der Diabetiker kann durchaus bei geeigneter Unterrichtsmethodik erfolgreich in der Selbstanpassung der Insulinmedikation unterrichtet werden.

Da die Anpassung der Insulinmedikation nicht nur zu den wichtigsten, sondern auch zu den schwierigsten Lehrinhalten der Patientenschulung gehört, ist es zu empfehlen, den Patienten ein Buch zum Nachlesen der Dosisanpassung des Insulins mit entsprechenden Beispielen mitzugeben.

Adaptation bei mehrfacher Injektion von kurzwirkendem Insulin

Die präprandiale Injektion von kurzwirkendem Insulin bietet dem Patienten mehr Möglichkeiten, seine Insulinmedikation den Gegebenheiten anzupassen als die Behandlung überwiegend mit Verzögerungsinsulinen. Bei Behandlung mit Verzögerungsinsulin kann der Patient erst am nächsten Tag intervenieren, spritzt er vor den Mahlzeiten kurzwirkendes Insulin, so kann er auch akut auf die jeweiligen Werte reagieren. Wenn bei normoglykämischen Werten vor dem Mittagessen eine Gabe von 8 E Normalinsulin sonst ausreicht, der Patient aber vor dem Mittagessen einen Blutzuckerwert von 240 mg% mißt, so sollte er deutlich mehr kurzwirkendes Insulin präprandial spritzen, in diesem Fall z. B. 14 E. Bei präprandialer Injektion von kurzwirkendem Insulin kann der Patient also nicht nur im

Nachhinein korrigierend, sondern auch sozusagen präventiv für bessere Blutzuckerwerte während und nach der Mahlzeit sorgen. Wenn die Patienten bei dieser Art der Insulinbehandlung schlechte Blutzuckerwerte nachmittags messen, so sollten sie diese immer zunächst mit einer Erhöhung des mittags gespritzten kurzwirkenden Insulins zu korrigieren versuchen. Wenn sie nämlich deshalb immer wieder das morgendliche Verzögerungsinsulin erhöhen, führt dies letztlich zu einem Weglassen der präprandialen Injektion kurzwirkenden Insulins vor dem Mittagessen!

Die Dosis des Verzögerungsinsulins sollte bei mehrfacher Injektion so gering wie irgend möglich gehalten werden. Nie sollte der Patient bei dieser Art der Insulinsubstitution mehr als die Hälfte seiner Insulindosierung als Verzögerungsinsulin spritzen. Selten ist es nötig, morgens mehr Verzögerungsinsulin zu geben als abends, im Gegenteil, tagsüber reichen meist sehr geringe Dosierungen des Verzögerungsinsulins aus.

Recht einfach kann der Patient selbst testen, ob er morgens nicht zu viel Verzögerungsinsulin spritzt:

Er ißt sein Mittagessen 2 h später. Bewirkt sein morgendliches Verzögerungsinsulin dann eine Hypoglykämie, sollte er *noch weniger* Verzögerungsinsulin morgens spritzen (selbstverständlich muß er den Effekt dann wie immer selbst messen).

Einige Beispiele und Probleme der Adaptation der Insulindosierung werden in Kap. 7.12 diskutiert.

7.11 Die Kost des mit Insulin behandelten Diabetikers

Diät als einer der „Grundpfeiler" der Diabetestherapie ziert viele Diapositive, die von Diabetologen gern gezeigt werden. Welche Stellung hat die Diät bei einer Behandlung mit Insulin? Was muß der Patient betreffs seiner Kost zu beachten lernen, wenn er Insulin spritzt?

Prinzipiell sollte man bei der Kostempfehlung für Typ-I-Diabetiker daran denken, daß die Patienten nicht Diabetiker geworden sind, weil sie falsch oder zuviel gegessen haben: ihnen fehlt Insulin, nur die un-

physiologische Insulintherapie ist der Grund dafür, daß die Patienten ihre Kost mit der Insulinsubstitution abstimmen müssen!

Welche Konsequenzen hat die subkutane Insulinsubstitution für die Kostempfehlung?

Beim Gesunden besteht eine sehr geringe basale Insulinsekretion; zusätzlich sorgt zu den Mahlzeiten freigesetztes Insulin für die Aufrechterhaltung der Normoglykämie. Nahrungsmenge und Zeitpunkt der Mahlzeit können dank der bedarfsgerechten Insulinsekretion frei gewählt werden (Abb. 29).

Ganz andere Verhältnisse bestehen bei Insulinsubstitution mit Verzögerungsinsulin: Zwischen den Mahlzeiten hat der Patient immer zuviel Insulin im Blut, zu den Mahlzeiten zu wenig. Folglich muß der Patient, um im Bereich normaler Blutzuckerwerte zu bleiben, seine Kost umstellen:

a) Allzu schnell resorbierbare Kohlenhydrate (Zucker) sollte er meiden.

b) Die Kohlenhydrate, die zu einem Anstieg des Blutzuckerspiegels führen, müssen über den Tag verteilt zu Zeiten gegessen werden, die auf die Kinetik des verabreichten Insulinpräparats abgestimmt sind.

Fett und Eiweiß

Schlanke Diabetiker können Fett und Eiweiß essen, wie sie es wünschen. Dabei sollten sie die Grundregeln für eine gesunde Ernährung und die Vermeidung einer Gewichtszunahme ebenso beachten,

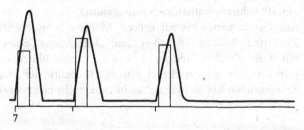

Abb. 29. Insulinämie und Nahrungsaufnahme beim Gesunden

wie dies für Stoffwechselgesunde gilt. Auch bei diabetischen Kindern gibt es keine Veranlassung, Fett und Eiweiß mengenmäßig festzulegen. In unseren Breiten ist davon auszugehen, daß eine Minderversorgung mit Eiweiß unter der üblichen Mischkost nicht auftreten kann, vorausgesetzt, daß eine gute Einstellung des Diabetes einen Eiweißkatabolismus verhindert.

Kohlenhydrate enthaltende Nahrungsmittel

Kohlenhydrathaltige Nahrungsmittel wirken sich in unterschiedlicher Weise auf den Blutzuckerspiegel aus: Nahrungsmittel, die reinen Zucker enthalten, erhöhen den Blutzuckerspiegel sehr schnell, eine Reihe von Nahrungsmitteln erhöht den Blutzuckerspiegel in relevantem Ausmaß und eine Vielzahl von kohlenhydrathaltigen Nahrungsmitteln erhöht den Blutzuckerspiegel in den üblichen Mengen gar nicht oder kaum.

„Verbotene" kohlenhydrathaltige Nahrungsmittel

Der Wirkungseintritt subkutan applizierten Insulins ist nicht schnell genug, um den allzu raschen Blutzuckeranstieg nach Genuß größerer Mengen reinen Zuckers abfangen zu können, deshalb gelten gezuckerte Nahrungsmittel für Diabetiker als „verboten". Interessant ist, daß in vielen Ländern den Patienten z. B. ein Eis als Nachtisch nicht „verboten" wird, in Deutschland sind die Diätempfehlungen diesbezüglich stellenweise wesentlich rigider.

„Freie" kohlenhydrathaltige Nahrungsmittel

Alle Gemüsesorten bis auf Erbsen, Möhren, Schwarzwurzeln und Zuckermais können Diabetiker ohne „Anrechnung" essen. Sie führen in den üblichen Mengen nicht zu relevantem Blutzuckeranstieg. Den Patienten noch zusätzlich über die Kategorie der „bedingt anzurechnenden Kohlenhydrate" zu instruieren, ist nicht notwendig.

„Anzurechnende" kohlenhydrathaltige Nahrungsmittel

Hierzu gehören die wesentlichen Kohlenhydratträger wie Getreide-
produkte, Kartoffeln, Milch und einige Milchprodukte und die
obengenannten Gemüsesorten.

Mengen der anzurechnenden Kohlenhydrate werden in Deutschland und Österreich in BE (= Broteinheiten) angegeben. Das ver-
einfacht das Abschätzen der Nahrungsmittelmengen, so entsprechen
einer BE z. B. eine (hühnereigroße) Kartoffel, ein mittelgroßer Apfel,
ein halbes Brötchen, eine halbe Scheibe Brot oder ein Glas Milch.

---

*Es gilt also bei der Kost des schlanken mit Insulin behandelten Dia-
betikers lediglich, die kohlenhydrathaltigen Nahrungsmittel, die zu
einem relevanten Blutzuckeranstieg führen, in Menge und Zeitpunkt der Nahrungsaufnahme mit der Insulinsubstitution abzustimmen.*

Austauschen von Kohlenhydratmengen

Diabetologen haben weltweit eine Unzahl verschiedener Systeme
von *Kohlenhydrataustauschtabellen* entwickelt. Ein Beispiel dafür ist
die entsprechende Tabelle der deutschen Gesellschaft für Ernährung. Diätschulung von Diabetikern besteht bei uns häufig darin, die
Patienten mit dieser Tabelle und einer Diätwaage auszurüsten und
primär ein Auswiegen der anzurechnenden Kohlenhydrate von den
Patienten zu verlangen. In praxi schätzen aber die Patienten Kohlenhydratmengen ab, es ist ohnehin unvorstellbar, daß ein Diabetiker in
einem Restaurant mit einer Diätwaage seine Pommes frites aus-
wiegt!

Für viele Nahrungsmittel ist dieses Auswiegen auch unnötig. Ein
Austauschen von Kohlenhydraten mit einer Genauigkeit, die auf
Grammengen ausgewogen ist, übersteigt die Genauigkeit, auf der
Austauschtabellen überhaupt basieren. Es ist ja nicht allein der Ge-
halt an Kohlenhydraten in einem Nahrungsmittel, der den Blutzuckeranstieg bewirkt, sondern auch eine Vielzahl anderer Faktoren:
Die Art der im Nahrungsmittel enthaltenen Kohlenhydrate, der Ge-
halt der Nahrungsmittel an Faserstoffen, die im Nahrungsmittel enthaltene Fettmenge oder die im Rahmen der Mahlzeit gegessenen

Fette und auch die Geschwindigkeit, mit der das Nahrungsmittel gegessen wird, sind mit entscheidend für das Ausmaß des Blutzuckeranstieges nach einer Mahlzeit.

Abstimmung zwischen der Insulintherapie und der Kost

Die Information des Patienten betreffs seiner Kost ist von der „Strategie" der Insulinsubstitution abhängig zu machen:

Bei Patienten, die 2mal am Tag Insulin spritzen, besteht zwischen den Mahlzeiten immer eine ausgeprägte Hyperinsulinämie, sie sollten am Tag 6- bis 7mal den Blutzucker steigernde Kohlenhydrate essen. Die Zwischenmahlzeiten dürfen bei diesen Patienten nicht wesentlich weniger Kohlenhydrate enthalten als die Hauptmahlzeiten.

Die Abb. 30 zeigt eine sehr geringe BE-Menge zum Abendessen, will der Patient zu dieser Mahlzeit mehr essen, so sollte er auch vor dem Abendessen kurzwirkendes Insulin injizieren.

Diabetiker, die vor allen Hauptmahlzeiten jeweils kurzwirkendes Insulin injizieren, brauchen zu den Zwischenmahlzeiten nur wenig kohlenhydrathaltige Nahrungsmittel zu essen.

Bei Injektion von kurzwirkendem Insulin vor den Hauptmahlzeiten kann im Kostplan eine Menge an Kohlenhydraten empfohlen werden, wie sie der Patient zu den einzelnen Mahlzeiten wünscht, die Insulindosierung ist darauf abzustimmen – in der Folge kann der Patient auch erlernen, die Mengen KH zu den Mahlzeiten zu variieren.

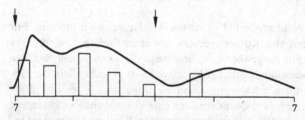

Abb. 30. Insulinämie und Verteilung der Kohlenhydrate über den Tag bei Behandlung mit einer Mischung von kurzwirkendem Insulin und Verzögerungsinsulin morgens und Verzögerungsinsulin allein am Abend

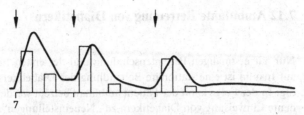

Abb. 31. Insulinämie und Verteilung der Kohlenhydrate über den Tag bei Injektion von kurzwirkendem Insulin vor den 3 Hauptmahlzeiten und Injektion von Verzögerungsinsulin 2mal am Tag

Noch weiter läßt sich die Kostgestaltung „liberalisieren", wenn Diabetiker mit subkutan-Insulinpumpen (CSII) behandelt werden: Zeitpunkt und Menge der Mahlzeiten können variiert werden, Zwischenmahlzeiten sind nachweislich dann nicht mehr notwendig. Was der mit Insulin behandelte Diabetiker betreffs seiner Kost lernen sollte, ist von Jörgens u. Berger (1983) genauer dargestellt.

Literatur

Chantelau E, Sonnenberg GE, Stanitzek-Schmidt I, Best F, Altenähr H, Berger M (1982) Diet liberalization and metabolic control in type I diabetic outpatients treated by continuous subcutaneous insulin infusion. Diabetes Care 5: 612–616

Hadden D R (1982) Food and diabetes: The dietary treatment of insulin-dependent and non-insulin-dependent diabetes. Clin Endocrinol Metab 11: 503–524

Jörgens V, Berger M (1983) Mein Buch über den Diabetes mellitus. Ausgabe für mit Insulin behandelte Diabetiker. Verlag Kirchheim, Mainz

Jörgens V, Kronsbein P, Küpper H u. a. (1983) Ein Kartenspiel zur Diät für mit Insulin behandelte Diabetiker. Verlag Kirchheim, Mainz (im Druck)

7.12 Ambulante Betreuung von Diabetikern

Nur zur erstmaligen Patientenschulung und der ersten Einstellung auf Insulin ist eine stationäre Behandlung des Diabetikers notwendig: In der Folge kann der Patient ambulant betreut werden. Die erneute Einweisung von Diabetikern zu „Neueinstellungen" sollte die absolute Ausnahme darstellen, wenn nicht Begleiterkrankungen eine Einweisung erfordern. Routinemäßige Krankenhausaufenthalte zur „Einstellung des Stoffwechsels" sind wenig sinnvoll und leisten eher einer verhängnisvollen Verunselbständigung des Diabetikers Vorschub.

Wie sollte die ambulante Betreuung von Diabetikern aussehen?

Bei einer ambulanten Vorstellung sollten beim mit Insulin behandelten Diabetiker folgende Parameter erhoben werden:

1. Körpergewicht
2. aktueller Blutzuckerwert
3. bei schlechtem Blutzuckerwert:
   Glukosurie und Azetonurie im Spontanurin
4. HbAIc (alle 1–3 Monate)
5. Blutdruck.

Diese Parameter 1–5 können durchaus von ärztlichem Hilfspersonal erhoben werden und dem Arzt bei der Beratung des Patienten vorliegen. Die Bestimmung des HbAIc mißt sozusagen den Erfolg der gemeinsamen Bemühungen von Arzt und Patient um eine gute Stoffwechseleinstellung des Diabetikers.
In Zukunft wird sie mit Sicherheit zum Standard einer ambulanten Diabetikerbetreuung gehören – die Bestimmungsmethoden sind allerdings sicher vielerorts noch zu optimieren.

Die Messung des Blutzuckers sollte dazu genutzt werden, die Genauigkeit der vom Patienten selbst durchgeführten Bestimmungsmethode zu kontrollieren – die Patienten sollten deshalb die von ihnen benutzten Bestimmungsmethoden (Streifen oder Reflektometer) zu den Kontrolluntersuchungen mitbringen und den Blutzucker parallel zur Referenzmethode des ärztlichen Labors kontrollieren.

Neben der Beratung sollte der Arzt die Inspektion der Füße der Patienten in regelmäßigen Abständen nicht vergessen!

Kontrolluntersuchungen zur Diagnose von Spätschäden (im Regelfall 1mal pro Jahr durchzuführen)

---

1. Ophthalmologische Kontrolle incl. Fundusspiegelung
2. Urinstatus (ggf. Erregernachweis und Resistenzbestimmung aus Blasenpunktat)
3. Proteinuriebestimmung
4. Serumkreatinin
5. Kreatininclearance (in Zukunft wohl durch Bestimmung des β-Mikroglobulins im Serum ersetzbar)
6. Gesamtcholesterin, HDL-Cholesterin, Triglyceride
7. Neurologische Untersuchung incl. Prüfung des Vibrationssinns
8. EKG in Ruhe, einschließlich der „beat to beat variance" zur Diagnose einer autonomen diabetischen Neuropathie
9. Gefäßstatus.

Ob alle 2 Jahre eine Röntgenaufnahme des Thorax routinemäßig notwendig ist, ist für gut eingestellte Diabetiker in Deutschland umstritten.

Selbstverständlich gilt dieser „Kontrollplan" nur für „sonst" gesunde Diabetiker, sobald begleitende Komplikationen hinzutreten, sind gezielte Verlaufsuntersuchungen in kürzeren Abständen notwendig.

Ambulante Beratung des mit Insulin behandelten Diabetikers

Eine differenzierte Beratung von Diabetikern ist erst möglich, wenn der Patient die Möglichkeit hatte, an einem Schulungsprogramm für Diabetiker teilzunehmen.

Welche Probleme gilt es mit diesen Patienten in der Praxis zu diskutieren?

In der Folge geben wir einige Beispiele von Fragen junger Diabetiker an ihren Arzt. Auf einer Seite finden sie ein Problem geschildert, auf der Rückseite die Diskussion und ein Vorschlag, wie man dieses Problem des Patienten lösen könnte.

Die folgenden praktischen Probleme der Beratung von Diabetikern sollen Ihnen die Möglichkeit geben, Beratung von Diabetikern selbst zu durchdenken und Ihre Lösungen mit den unseren zu vergleichen.

Wenn Sie dieses Buch hierzu als „Lernbuch" verwenden wollen – das Problem des Patienten und seine Selbstkontrollwerte sind stets auf der ersten Seite geschildert, die entsprechende Diskussion und die Beratung des Patienten zu diesem Problem stehen auf der Rückseite.

Problem 1

Eine 50jährige Diabetikerin wird von Ihnen mit morgens 32 E und abends 20 E Insulin Mixtard behandelt. Die Patientin zeigt Ihnen ihr Selbstkontrollheft und fragt, ob sie abends mehr Insulin spritzen soll, weil sie mehrfach morgens eine Glukosurie von 2% gemessen hat. Der Blutzucker liegt morgens bei 220 mg%.

| Datum | Insulin: ☐ = Normalinsulin ▨ = Verzögerungsinsulin | | | | Selbstkontrolle | | | | Bemerkungen |
	morgens	mittags	abends	spät	morgens	mittags	abends	spät	z.B. Unterzuckerung genauer Zeitpunkt (Uhrzeit)
Mo	32		20		0	0	0		
Di	32		20		2	0	0		
Mi	32		20		2	0	0		
Do									
Fr									
Sa									
So									

Wonach fragen Sie die Patientin?
Wozu raten Sie der Patientin?

Zu Problem 1

Wonach soll man fragen?

Es gilt, zu entscheiden, ob die morgendliche Glukosurie entweder durch eine zu niedrige abendliche Insulindosis oder gegenregulatorisch durch eine unbemerkte nächtliche Hypoglykämie aufgetreten ist.

Zunächst ist also nach Symptomen der nächtlichen Hypoglykämie zu fahnden: Morgendliche Kopfschmerzen? In der Nacht verschwitzt aufgewacht? Sehr „unruhig" geschlafen?

Sollten derartige Anzeichen nicht vorliegen, so kann man die Frage folgendermaßen klären:

Man erklärt der Patientin die Durchführung des Hämoglukotest 20–800 und weist sie an, in einer Nacht 2mal den Blutzucker zu messen (z. B. direkt vor dem Schlafengehen und um 4 Uhr morgens).

Was raten Sie der Patientin?

Liegt zumindest einer der von der Patientin gemessenen Werte im Bereich einer Hypoglykämie, oder liegen beide hart am Rande einer solchen, so ist die morgendliche Glukosurie wahrscheinlich auf eine gegenregulatorische morgendliche Hyperglykämie zurückzuführen. Die Konsequenz wäre eine Verminderung der abendlichen Insulindosierung.

Liegen die Blutzuckerwerte allerdings in der ganzen Nacht hoch, so sollte die abendliche Insulindosierung etwas erhöht werden (z. B. im vorliegenden Fall auf zunächst 22 E).

Liegen die Blutzuckerwerte am späten Abend im normoglykämischen Bereich, steigen dann aber im Laufe der Nacht bis zum Morgen mehr und mehr an, so spritzt die Patientin zu wenig Verzögerungsinsulin abends oder das Verzögerungsinsulin wird zu früh gespritzt. Möglich wäre die Empfehlung, vor dem Abendessen kurzwirkendes und später Verzögerungsinsulin zu spritzen.

Problem 2

Ein 20jähriger Diabetiker kommt erstmals in Ihre Praxis, er spritzt morgens 40 E Komb Insulin Hoechst und abends 20 E Komb Insulin Hoechst. Seit Monaten sieht sein Selbstkontrollheft so aus:

Datum	Insulin: ☐ = Normalinsulin ☐ = Verzögerungsinsulin				Selbstkontrolle				Bemerkungen z.B. Unterzuckerung genauer Zeitpunkt (Uhrzeit)
	morgens	mittags	abends	spät	morgens	mittags	abends	spät	
Mo	40		20		1	0	2	0	
Di	40		20		2	0	1	0	
Mi	40		20		1	0	1	0	
Do									
Fr									
Sa									
So									

Der Patient klagt über häufige Hypoglykämien im Laufe des Vormittags. In dieser Zeit habe er schon eine zweite Zwischenmahlzeit um 11 Uhr eingeschoben, um überhaupt arbeiten zu können. Vor dem Abendessen seien die Werte immer schlecht. Wenn er morgens weniger spritze, habe er zwar keinen Unterzucker mehr am Vormittag, der Test vor dem Abendessen würde dann allerdings ganz schlecht.

Wonach fragen Sie den Patienten?
Was erklären Sie dem Patienten?
Wozu raten Sie ihm?

Zu Problem 2

Das Problem: Unter KOMB INSULIN (eine Mischung von Surfeninsulin mit kurzwirkendem Insulin mit sehr raschem Wirkungseintritt und relativ kurzer Wirkungsdauer) sind immer wieder Hypoglykämien am Vormittag aufgetreten. Vor dem Abendessen stets hohe Glukosurie.

Wonach fragen Sie den Patienten?
Woran liegen die hohen Werte vor dem Abendessen?
Lassen sie sich durch Diätfehler am Nachmittag erklären?
Lassen sich die Hypoglykämien am Vormittag durch zu geringe KH-Zufuhr am Vormittag erklären?

Wozu raten Sie dem Patienten?
Wenn allerdings der Patient nachmittags keine Fehler in der Diät gemacht hat und wenn er vormittags als Zwischenmahlzeit seine übliche BE-Menge gegessen hat, so gibt es 2 Möglichkeiten zu intervenieren:

1. Sie lassen den Patienten vormittags sehr viel und nachmittags kaum Kohlenhydrate essen. Dies könnte allerdings zu einer Kost führen, die erheblich von den Wünschen des Patienten abweicht.
2. Die Insulinsubstitution sollte der Kost angeglichen werden. Dann braucht der Patient morgens weniger kurzwirkendes Insulin und mehr Verzögerungsinsulin. In unserem Fall könnte man den Patienten z. B. 10 E Actrapid und 24 E Monotard morgens spritzen lassen.

Ein 20jähriger Patient sollte ohnehin lernen, mit Mischungen von Verzögerungsinsulin und kurzwirkendem Insulin umzugehen.

Problem 3

Ein junger Diabetiker, den Sie gut kennen, ruft Sie an und gibt Ihnen folgende Ergebnisse seiner Glukosurieselbstkontrolle durch:

Datum	Insulin: ☐ = Normalinsulin ☐ = Verzögerungsinsulin				Selbstkontrolle				Bemerkungen
	morgens	mittags	abends	spät	morgens	mittags	abends	spät	z.B. Unterzuckerung, genauer Zeitpunkt (Uhrzeit)
Mo	8 18		6	10	0	0	0		
Di	8 18		6	10	0	0	0		
Mi	8 18		6	10	0	0,5	0,5		Seit heute
Do	8 18		6	10	0,5	1	2		bettlägerig
Fr									wegen einer
Sa									Knie verletzung!
So									

Wonach fragen Sie den Patienten?
Was empfehlen Sie dem Patienten?

Zu Problem 3

Dieser Patient ist – ersichtlich an seinen Selbstkontrollwerten – nach oben entgleist. Der Grund ist höchstwahrscheinlich die Verminderung seiner körperlichen Aktivität, weil er jetzt bettlägerig ist; möglich wäre zusätzlich als Erklärung ein den Insulinbedarf erhöhender Infekt der Wunde.

Wonach fragen Sie den Patienten?
Ob er bei hoher Glukosurie den Urin auch auf Azeton geprüft hat! Nehmen wir an die Azetonprobe sei negativ:

Was ist dem Patienten zu raten?
Der Patient braucht mehr Insulin. Sie sollten ihm empfehlen, am nächsten Morgen zunächst kurzwirkendes Insulin und Verzögerungsinsulin um 2 E zu erhöhen. Unbedingt muß die Verletzung des Patienten am Knie regelmäßig von einem Arzt gesehen und versorgt werden!

Problem 4

Ein junger Diabetiker spritzt morgens und abends kurzwirkendes Insulin und Verzögerungsinsulin. Am Samstag hat er mit Freunden eine Tagesradtour gemacht. In der Nacht zum Sonntag ist es zu einer schweren Hypoglykämie mit Bewußtlosigkeit gekommen, die die Freundin des Patienten erfolgreich mit Glukagon behandeln konnte. Am Sonntag traten tagsüber noch 2 Hypoglykämien im Laufe des Vormittags auf. Eigentlich möchte der Patient bald wieder eine Radtour machen; er fragt Sie, ob das möglich ist und was er gegebenenfalls tun sollte.

Datum	Insulin: ☐ = Normalinsulin ☐ = Verzögerungsinsulin				Selbstkontrolle				Bemerkungen z.B. Unterzuckerung genauer Zeitpunkt (Uhrzeit)
	morgens	mittags	abends	spät	morgens	mittags	abends	spät	
Mo									
Di									
Mi									
Do	12 24		8	20	120	80	180		
Fr	12 24		8	20	120	140	80		
Sa	6 12		8	20	120	60	60		Schock 24 Uhr
So	12 24		8	20	60	60	120		Hypos 11 u. 12 Uhr

Wie erklären Sie dem Patienten, wie es zu den Hypoglykämien kommen mußte?

Was raten Sie für die nächste Radtour oder sollte der Patient darauf verzichten?

Zu Problem 4

Vor langdauernder außergewöhnlicher Bewegung hat der Patient zwar seine Insulindosis deutlich vermindert, aber leider hat er nach der Tagesradtour seine übliche Abenddosis gespritzt. Auch *nach* langdauernder Muskelarbeit sollte die Insulindosis vermindert werden. Auch am nächsten Morgen hatte der Patient weiter Hypoglykämien („monday effect").

Natürlich darf der Patient wieder eine Radtour machen, wenn er es möchte.

Aber: Er sollte am Abend nach der Radtour seine Insulindosis vermindern. Höchstwahrscheinlich wird er dann auch am nächsten Morgen keine Hypoglykämien mehr bekommen; wenn er dennoch am nächsten Morgen sehr niedrig liegen sollte, so muß er Sonntagsmorgens ebenfalls etwas weniger spritzen.

Übrigens: Die Blutzuckerwerte lagen über den Tag der Radtour recht niedrig: Die Insulindosis hätte vorbeugend noch mehr als um 50% vermindert werden können. Geschulte Patienten sind bei der präventiven Verminderung der Insulindosierung vor Muskelarbeit eher zu vorsichtig. Machen Sie ihnen die Gefahr schwerer Hypoglykämien klar!

Außerdem: Denken Sie daran, dem Patienten eine neue Packung Glukagon zu verschreiben.

Problem 5

Dieser Patient spritzt 3mal am Tag Insulin, vor allen Hauptmahlzeiten kurzwirkendes Insulin und morgens und abends dazu gemischtes Verzögerungsinsulin.

Eigentlich hat er kein Problem bemerkt, er kommt nur, weil er neue Blutzuckerteststreifen braucht. (Dennoch) schauen Sie in sein Kontrollheft.

Datum	Insulin: ☐ = Normalinsulin ☐ = Verzögerungsinsulin				Selbstkontrolle				Bemerkungen z.B. Unterzuckerung genauer Zeitpunkt [Uhrzeit]
	morgens	mittags	abends	spät	morgens	mittags	abends	spät	
Mo	16	10	8	8	12	120	120	240	140	
Di	16	10	8	8	12	120	80	240	120	
Mi	16	12	8	8	12	80	80	240	120	
Do	16	12	8	8	12	120	80	240	120	
Fr	16	14	8	8	12	80	120	80	120	
Sa	16	14	8	8	12	120	80	40	120	Hypo 17 Uhr
So	16	14	6	8	12	120	120	120	80	

Was halten Sie davon?

111

Zu Problem 5

Was hat der Patient getan?

Bei erhöhten Blutzuckerwerten vor dem Abendessen hat er sein morgendliches Verzögerungsinsulin erhöht, um die Einstellung zu bessern. Dies wäre durchaus richtig, wenn er nicht auch mittags noch kurzwirkendes Insulin spritzte. Da dieser Patient sich (auf Ihren diabetologisch geschulten Rat hin) mit mehrfachen Injektionen von kurzwirkendem Insulin behandelt, ist seine Dosisanpassung nicht ganz richtig.

Wenn er in diesem Sinne weiter adaptiert, könnte dies dazu führen, daß seine morgendliche Dosis Verzögerungsinsulin immer weiter steigt, und er das mittags gespritzte kurzwirkende Insulin auf die Dauer ganz wegläßt.

Also besser: Bei hohen Werten vor dem Abendessen zunächst einmal eine Erhöhung des mittags gespritzten kurzwirkenden Insulins vornehmen!

Immer gilt: Je weniger Verzögerungsinsulin = desto besser!!!!

Problem 6

Ein junger Patient mit einem bekanntermaßen schwer einstellbaren Diabetes mellitus kommt in Ihre Praxis – vor allem um den Wert der letzten Bestimmung des HbAIc zu erfahren. Sie sagen ihm, daß dieser Wert in einem sehr guten Bereich lag.
Er zeigt Ihnen sein Kontrollheft – Probleme hat er keine zu melden.

Datum	Insulin: ☐ = Normalinsulin ☐ = Verzögerungsinsulin				Selbstkontrolle				Bemerkungen z.B. Unterzuckerung genauer Zeitpunkt (Uhrzeit)
	morgens	mittags	abends	spät	morgens	mittags	abends	spät	
Mo	18	10	10	8	14	120	80	120	120	
Di	22	10	12	8	14	240	180	80	120	
Mi	18	10		8	14	120	40	120	180	
Do	18	10	10	4	12	120	120	40	120	16 Uhr Tischtennis
Fr	18	10	10	12	14	80	120	240	120	
Sa	18	10	14	8	14	120	240	120	80	
So	18	10	10	8	14	80	120	80	120	

Wonach fragen Sie den Patienten?
Was halten Sie von seiner Dosisanpassung?

Zu Problem 6

Problem 6 ist weder ein Problem für den Arzt noch für den Patienten. Der Patient hat mit hoher Wahrscheinlichkeit richtig die Insulindosierung angepaßt.

Sie sollten allerdings kurz in einigen Fällen nachfragen, warum er die Insulindosierung gerade so verändert hat:

„Warum haben Sie am Donnerstagabend weniger Insulin vor dem Abendessen gespritzt":

Patient: „Ich wurde am Nachmittag von einem Freund zum Tischtennisspielen eingeladen, ich habe vorher und nachher zusätzlich gegessen, dann hatte ich aber doch kurz vor dem Abendessen Unterzucker. Deswegen habe ich dann das Monotard und das Actrapid abends vermindert, ich wollte in der Nacht doch keinen Unterzucker bekommen!"

Mit diesem Patienten können Sie sich über etwas anderes als seine Stoffwechseleinstellung unterhalten – oder den nächsten Patienten hereinbitten!

Literatur (für Sie und Ihre mit Insulin behandelten Patienten)

Diabetes Care American Diabetes Association, Inc. 2 Park Avenue, New York 10016 (Die klinisch-wissenschaftliche Zeitschrift der amerikanischen Diabetes-Gesellschaft)

Joslins' Diabetes mellitus A. Marble, P. White et. al. Lea & Febiger, Philadelphia, USA (Die Zusammenfassung der klinischen Erfahrungen des Ärzteteams der Joslin-Klinik in Boston, eine umfassende Darstellung der Probleme und Konzepte der Behandlung des Diabetes)

Subcutaneous Insulin Therapy M. Berger (editor) Springer Berlin/Heidelberg New York (Eine detaillierte Darstellung der Probleme der Insulintherapie mit ausführlichen aktuellen Literaturhinweisen) (in preparation)

The Diabetes Education Handbook M. Berger, J. Ph. Assal Excerpta Medica, Amsterdam (Übersicht über die zahlreichen Aspekte der Patientenschulung bei Diabetikern)

Mein Buch über den Diabetes mellitus. Ausgabe für mit Insulin behandelte Diabetiker V. Jörgens und M. Berger (1983) Verlag Kirchheim, Mainz (Ein Buch für Ihre jüngeren diabetischen Patienten zur Wiederholung dessen, was sie im Rahmen der Patientenschulung gelernt haben)

Diabetes Journal Verlag Kirchheim, Mainz Offizielles Organ des Deutschen Diabetikerbundes (Ihren diabetischen Patienten sollten Sie raten, diese Zeitschrift zu abonnieren)

Wenn Sie Kontakt zu ebenfalls am Diabetes mellitus besonders interessierten Ärzten suchen, werden Sie Mitglied in der *Deutschen Diabetes-Gesellschaft*. Wenn Ihre Patienten Kontakt zu anderen Diabetikern suchen, empfehlen Sie ihnen die Migliedschaft im *Deutschen Diabetiker-Bund*.

8 Behandlung des Diabetikers mit Insulinpumpen

Kontinuierliche Insulininfusionssysteme in der Behandlung des Diabetes Mellitus

In den letzten Jahren wurden verschiedene neue Verfahren in der Behandlung des Typ-I Diabetes mellitus mit dem Ziel der Stoffwechselnormalisierung erprobt. Hierzu gehören vor allem die kontinuierlichen Insulininfusionssysteme, mit denen die physiologische Insulinsekretion getreuer imitiert werden kann als mit der bislang üblichen Insulinbehandlung mit 1–2 subkutanen Injektionen am Tag. Zu den kontinuierlichen Insulininfusionssystemen zählen das sog. künstliche endokrine Pankreas (Biostator) und die tragbaren Insulinpumpen. Bei dem Biostator liegt ein geschlossenes oder „Closed-loop"-System vor; dies bedeutet, daß der Blutglukosespiegel entsprechend der mit einem Glukosesensor kontinuierlich gemessenen Konzentration durch intravenöse Gabe von Insulin und Glukose so reguliert wird, daß eine konstant normoglykämische Einstellung erreicht wird. Diese glukosekontrollierten Insulininfusionsysteme wurden zu Beginn der siebziger Jahre entwickelt. Es konnte gezeigt werden, daß auch bei schwer einstellbaren, labilen Diabetikern durch den Biostator innerhalb weniger Stunden eine normoglykämische Stoffwechsellage erzielt werden kann. Da das künstliche endokrine Pankreas jedoch ein in jeder Beziehung aufwendiges System ist und nur bei stationär behandelten Patienten angewendet werden kann, besitzt es kaum eine klinische Indikation. So ist die Bedeutung des Biostators heute auf wissenschaftliche Fragestellungen beschränkt. Demgegenüber kann auch in der ambulanten Behandlung des Typ-I Diabetes mellitus eine vergleichbar gute Blutglukoseeinstellung mit Hilfe einfacher, tragbarer Insulininfusionssysteme (Insulinpumpen) erreicht werden.

Ein miniaturisiertes Gerät, das den Blutzuckerspiegel mißt und dementsprechend Insulin freisetzt, gibt es bislang nicht. Das Hauptproblem auf diesem Weg stellt die Entwicklung eines dauerhaft funktionierendes Glukosesensors dar.

Prinzip der Insulinpumpenbehandlung

Bei der heutigen Insulinpumpenbehandlung werden Insulindosiergeräte ohne Feedbackkontrolle des Blutglukosespiegels eingesetzt; es handelt sich somit um ein „Open-loop"-System, wobei die Patienten selbst durch die Bestimmung des aktuellen Blutglukosewertes und die daran anzupassende Insulindosierung die „Schleife" schließen. In Anlehnung an die physiologische Insulinsekretion wird rasch wirkendes Insulin (Normalinsulin) kontinuierlich in Form der Basalrate infundiert; zusätzlich wird durch den Patienten jeweils vor den Mahlzeiten eine variable Menge Insulin (Zusatzrate) abgerufen.

Die Insulinzufuhr erfolgt bei der Pumpenbehandlung im allgemeinen über einen subkutan in der vorderen oder seitlichen Bauchwand des Patienten gelegenen Katheter. Von einigen Arbeitsgruppen wurde der intravenöse Zugang erprobt. Diese Art der Insulinzufuhr wirft jedoch für eine längerdauernde und ambulante Behandlung Probleme auf; so ist die zentralvenöse Lage des Katheters mit dem Risiko von Infektionen und Mikrothromboembolien, die peripher-venöse Lage mit der Gefahr von Thrombophlebitiden belastet. Ein weiterer Nachteil besteht darin, daß sich der Patient einen intravenösen Katheter nicht selbständig legen kann, was eine größere Abhängigkeit vom Arzt bedingt.

Mit der kontinuierlichen subkutanen Insulininfusion (CSII) kann eine signifikante Senkung des mittleren Blutglukosespiegels bis nahezu in den normoglykämischen Bereich bei Typ-I-Diabetikern erreicht werden. Die Blutglukoseschwankungen während des Tages sind deutlich geringer; das Hämoglobin A_{1c} sinkt signifikant ab und liegt auch bei einer langdauernden Behandlung in den meisten Fällen im oberen Normbereich.

Voraussetzungen für die Behandlung mit der Insulinpumpe

Die Patienten

Die Behandlung mit der Insulinpumpe eignet sich nur für besonders kooperative Patienten, die selber an einer guten Blutglukoseeinstellung so sehr interessiert sind, daß sie dafür das Tragen der Insulinpumpe in Kauf nehmen. Vor allem müssen sie dazu bereit sein, täglich mehrfach (3- bis 5mal) Blutglukoseselbstkontrollen durchzuführen und ihre Behandlung zu protokollieren. Weitere Voraussetzungen sind, daß sich die Patienten zumindest während der ersten 4–6 Wochen der Behandlung einmal wöchentlich zu ambulanten Kontrolluntersuchungen vorstellen; bei eventuell auftretenden Problemen sollen sie sogleich mit den behandelnden Ärzten Kontakt aufnehmen.

Nach unserer Ansicht sollte die Behandlung mit Insulinpumpen auf Typ-I-Diabetiker beschränkt werden – die Therapie von Typ-II-Diabetikern mit Insulinpumpen erscheint uns wenig sinnvoll. Oftmals haben Typ-I-Diabetiker, die schließlich mit der Insulinpumpe behandelt werden, eine „Stufentherapie" durchlaufen: zunächst erfolgt eine Behandlung mit 2 Insulininjektionen pro Tag; wird damit keine gute Blutglukoseeinstellung erreicht, werden die Diabetiker auf einen Therapieplan mit täglich 3–4 Injektionen umgestellt. Ein Teil dieser Patienten wünscht schließlich nach eingehender Beratung eine Behandlung mit der Insulinpumpe. Eine besondere Indikation zur Insulinpumpenbehandlung stellt die diabetische Schwangerschaft dar. Wir raten Diabetikerinnen mit Kinderwunsch, möglichst schon vor der Konzeption die Therapie mit der Insulinpumpe zu beginnen.

Die behandelnden Ärzte

Die Ärzte, die Patienten mit der Insulinpumpe behandeln, sollten engagierte und erfahrene Diabetologen sein, die sich mit dieser speziellen Behandlungsform intensiv vertraut gemacht haben. Sie sollten in einer Klinik oder Praxis tätig sein, von wo aus langfristig eine eingehende ambulante Betreuung der Patienten möglich ist. Außerdem muß jederzeit ein telefonischer Beratungsdient zur Verfügung stehen.

Nur bei Erfüllung dieser Voraussetzungen von seiten der Patienten und der Ärzte kann eine effektive und komplikationslose Behandlung mit der Insulinpumpe gewährleistet werden.

Methodik und Praxis der kontinuierlichen subkutanen Insulininfusion (CSII)

Insulindosiergeräte (Abb. 32–35)

Für die kontinuierliche subkutane Insulininfusion werden vorwiegend der Mill-Hill-Infuser, die Autosyringe-Pumpe oder die CPI-Pumpe verwendet. Mit allen diesen Geräten wird Normalinsulin kontinuierlich über 24 h in Form der Basalrate abgegeben. Zusätzlich wird 15 min vor den Mahlzeiten von den Patienten selbst durch Einstellung eines Steuerknopfes eine variable Menge an Insulin in Form eines Bolus (Zusatzrate) appliziert. Die verschiedenen Insulinpumpen sind in ihrer Spezifikation in der Tabelle 2 dargestellt.
Während beim Mill-Hill-Infuser die Infusionsgeschwindigkeit nicht variabel einstellbar ist, sondern eine Änderung der Basalrate nur durch eine Veränderung des Mischungsverhältnisses von Insulin

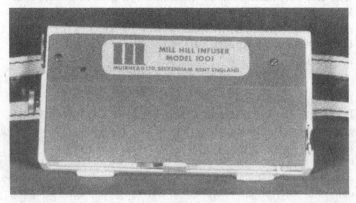

Abb. 32. Der Mill-Hill-Infuser

und physiologischer Kochsalzlösung erreicht wird, kann bei der Autosyringe-Pumpe und der CPI-Pumpe die Infusionsgeschwindigkeit und damit die Insulinbasalrate in bestimmten Grenzen stufenlos variiert werden. Dies gilt auch für den neuen Nordisk-Infuser, der derzeit klinisch getestet wird. Alle Insulinpumpen arbeiten mit einem batteriegetriebenen Motor; die Batterien haben beim Mill-Hill- und Nordisk-Infuser eine Leistungsdauer von 2–3 Wochen und

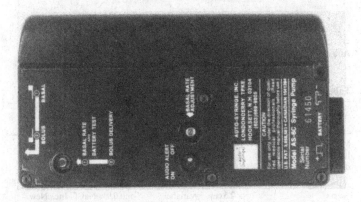

Abb. 33. Die Autosyringe-Pumpe

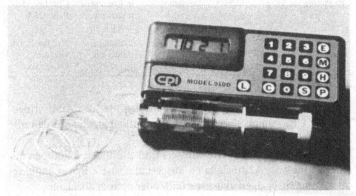

Abb. 34. Die CPI-Pumpe

121

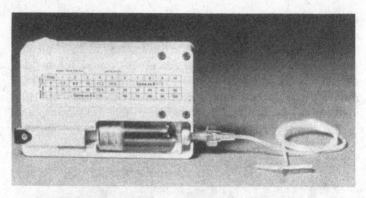

Abb. 35. Der Nordisk-Infuser

Tabelle 2. Verschiedene Insulindosiergeräte

	Gewicht	Größe	Infusionsge-schwindigkeit	Normalinsulin	Firma
Mill-Hill-Infuser (Modell 1001 HM)	300 g	14 × 7 × 2 cm	konstant	in Mischung mit 0,9% NaCl	Muirhead, Beckenham/ England
Autosyringe AS 6 C	270 g	15,8 × 8,3 × 2,5 cm	stufenlos variabel	in Mischung mit 0,9% NaCl oder in Konzentration von 40 E/ml	Autosyringe Inc., New Hamphire/ USA
CPI-Pumpe	355 g	13,5 × 8 × 3 cm	stufenlos variabel	in Konzentrationen von 5–500 E/ml	CPI/Lilly, St. Paul/USA
Nordisk-Infuser	180 g	10 × 6 × 2 cm	in vorgegebenen Stufen variabel	in Insulinpatronen mit 100 E/ml	Nordisk, Gentofte/ Dänemark

müssen anschließend ausgewechselt werden. Bei der Autosyringe-und der CPI-Pumpe sind die Batterien aufladbar und werden alle 24 h ausgetauscht.

Mit Ausnahme des Mill-Hill-Infusers sind alle anderen Pumpen mit einer Reihe von Alarmsignalen ausgestattet, die z. B. ein Batterie-oder Pumpenversagen akustisch und/oder optisch anzeigen.

Die Insulinpumpen werden von den Patienten entweder an einem

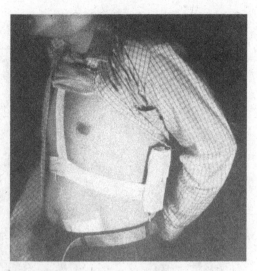

Abb. 36. Pumpe unter den Kleidern mit einem Gurt getragen

Gürtel befestigt, außen oder unter den Kleidern versteckt getragen (Abb. 36 und 37).

Die Insulinpumpen kosten zwischen 2200,– und 5500,– DM. Für eine Kostenübernahme durch die Krankenkassen müssen ärztliche Bescheinigungen ausgestellt werden, in denen die Notwendigkeit zur Anschaffung einer Insulinpumpe in dem jeweiligen Fall ausführlich begründet wird. Bevor eine solche Bescheinigung erstellt wird, sollten die Patienten über einige Monate erfolgreich mit der Insulinpumpe behandelt worden sein. Bisher haben die gesetzlichen Krankenkassen, bei denen ein derart begründeter Antrag vorlag, die Kosten für die Insulinpumpe übernommen.

Für die subkutane Insulinzufuhr werden Butterfly-Katheter mit einer kurzen dünnen Metallnadel [z. B. Venofix (Braun, Melsungen)] oder Plastikkatheter mit einer hautfreundlichen Teflonspitze [Insulin Set (Braun, Melsungen)] verwendet. Diese Katheter werden von den Patienten selbständig in das subkutane Gewebe der vorderen oder seitlichen Bauchwand eingesetzt und mit einem porösen, flexiblen Pflaster [z. B. Fixomill Stretch (Beiersdorf, Hamburg)] fixiert. Die Butterfly-Nadeln werden alle 3–4 Tage, in vielen Fällen auch

123

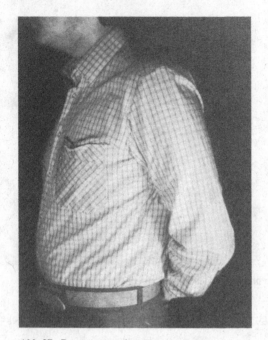

Abb. 37. Pumpe unter dem Hemd versteckt

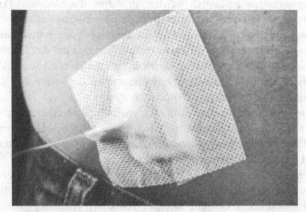

Abb. 38. Katheter (Butterfly-Nadel) in situ

täglich – nach dem Baden oder Duschen – neu gelegt. Die Teflon-katheter können bis zu 7 Tagen an derselben Stelle liegen bleiben. Abb. 38 zeigt einen Butterfly-Katheter – an der seitlichen Bauchwand fixiert.

Umstellung auf die Behandlung mit der Insulinpumpe

Zur Umstellung der Behandlung von der Insulinspritzentherapie auf die kontinuierliche subkutane Insulininfusion ist ein 5tägiger stationärer Aufenthalt ausreichend. Die *Insulinbasalrate* wird zunächst auf 50% der bisherigen Insulintagesdosis festgelegt. Häufig sind nach 2–3 Wochen Änderungen der Basalrate erforderlich, da der Insulinbedarf unter der Insulinpumpenbehandlung bei den meisten Patienten schon nach dieser Zeit niedriger ist als mit der Spritzentherapie. Als Kriterien für die richtige Wahl der Insulinbasalrate werden der letzte Blutglucosewert am Abend (23 Uhr), während der Nacht (3 Uhr) und der morgendliche Nüchternwert herangezogen. Diese Werte sollen in einem engen Bereich liegen und keine steigende oder fallende Tendenz aufweisen. Dabei ist außerdem wichtig, daß der morgendliche Nüchternwert nicht unter 90 mg% liegt, da dies eine Hyperinsulinämie und damit die Gefahr nächtlicher Hypoglykämien anzeigt. Über die richtige Wahl der Basalrate sagen die während des Tages gemessenen Blutglukosewerte nur wenig aus, da die Basalbedingungen durch Mahlzeiten und körperliche Aktivität überspielt werden. Die Insulinbasalrate sollte am Ende des stationären Aufenthaltes festgelegt sein. Änderungen der Basalrate sollten von den Patienten nur auf der Grundlage von Blutglukosebestimmungen nach den oben angegebenen Kriterien vorgenommen werden. Bei etwaigen Unsicherheiten sollte Rücksprache mit den behandelnden Ärzten genommen werden.

Die *Insulinzusatzrate* wird 15 min vor den Mahlzeiten gegeben. Diese präprandiale Insulingabe, die in Form eines Bolus innerhalb weniger Sekunden abgegeben wird, führt zu maximalen Insulinspiegeln 60–90 min nach der Nahrungsaufnahme. Das ist das Zeitintervall, in dem bei gemischter Kohlenhydrataufnahme die maximale Blutglukoseerhöhung erfolgt. Die Maxima der Insulinspiegel und des postprandialen Blutglukoseanstieges sollen auf diese Weise überlagert werden. In der Einstellungsphase wird die Höhe der Zusatzratendosis durch Messung des Blutglukosespiegels 60 min nach Beginn der Mahlzeit überprüft. Zum Ausgleich des Blutglukoseanstieges pro Broteinheit werden zu verschiedenen Tageszeiten unterschiedliche Insulinmengen benötigt; dabei ist der Insulinbedarf pro Broteinheit morgens am höchsten. Zudem ist die Insulinzusatzdosis auch von der Höhe des präprandialen Blutglukosewertes abhängig. So soll z. B. bei einem präprandialen Wert von 150 mg% eine geringfügig höhere Dosis – etwa bei Verwendung des Mill-Hill-Infusers

Tabelle 3. Tagesbeispiel bei einem Patienten mit einer Basalrate von 55 E Insulin/5-ml-Spritze (Mill-Hill-Infuser)

UZ	BZ	U	BE	Bemerkungen
7^{00}	93			Spritze gefüllt
7^{45}	105			
8^{00}		12	3	
9^{00}	124			
9^{45}	144	4 + 1		Mehr gedreht!
10^{00}			2	
11^{00}	115			
11^{45}	106	6		
12^{00}			3	
13^{00}	122			
14^{15}	102	2		
14^{30}			1	
15^{30}	99			
17^{00}	90			Spaziergang
18^{15}	66	6 (= 9–3)		Weniger gedreht!
18^{30}			3	
19^{30}	110			
20^{45}	122	4		
21^{00}			2	
22^{00}	116			
3^{00}	98			
7^{00}	109			Nächster Morgen

Erläuterungen: UZ Uhrzeit, BZ Blutzuckerwert, U Umdrehungen mit dem Steuerknopf zur Applikation der Insulin-Zusatzrate, BE Broteinheiten

1 Umdrehung mehr als sonst üblich – appliziert werden. Umgekehrt können bei einem niedrigen Blutglukosewert (z. B. 70 mg%) 1–2 Broteinheiten ohne zusätzliche Insulingabe eingenommen werden. In der Tabelle 3 ist das Beispiel eines Patienten mit Mill-Hill-Infuser während seiner stationären Einstellungsphase dargestellt. Es ist wichtig, daß die Patienten während des stationären Aufenthaltes aufgrund der angeführten Kriterien und durch häufige Blutglukoseselbstkontrollen die Gabe der adäquaten Insulinzusatzdosis erlernen und genügend Sicherheit bei der Applikation gewinnen.

Die Diabetiker, die auf die Behandlung mit der Insulinpumpe umgestellt werden, erhalten zusätzlich zu dem allgemeinen Schulungspro-

Tabelle 4. Checkliste: Der Blutzucker ist unerwartet hoch!

Überprüfen Sie:
1. Läuft die Pumpe korrekt?
   Summt der Motor wie gewöhnlich und blinkt das Lämpchen alle 4 Sekunden?
2. Ist die *Batterie* leer?
   Reservebatterie einlegen und Motorfunktion überprüfen!
3. Ist noch genügend Flüssigkeit in der Spritze?
   Beachten Sie: Die letzten drei Teilstriche können nur durch Umdrehung des Steuerknopfes entleert werden!
   Ist die *richtige Insulinmenge* aufgezogen worden?
   Gegebenenfalls die Spritze neu füllen!
   Sind größere Luftblasen in der Spritze?
   Gegebenenfalls die Spritze neu füllen!
4. Liegt der *Katheter* noch korrekt subkutan in der Bauchhaut?
   Gegebenenfalls den Katheter neu setzen!
   Ist der Katheter mit der Spritze fest verschraubt?
   Ist der Katheter abgeknickt?
   Drückt ein Kleidungsstück zu fest auf den Katheter (z. B. Gürtel)?
   Fließt Insulin aus der Kathetereinstichstelle zurück?
   Gegebenenfalls Katheter neu legen!
   Der Butterfly-Katheter soll spätestens alle 3–4 Tage neu gelegt werden!
5. Funktioniert der Reflektometer nicht richtig?
   Blutzuckertest wiederholen und anhand der Farbskala bewerten!
   Reflektometer neu aufladen!

Wenn Sie die Ursache für den hohen Blutzucker nach Durchgehen der Checkliste nicht finden oder alleine nicht beseitigen können, nehmen Sie bitte mit uns Kontakt auf. In der Zwischenzeit sollten Sie auf herkömmliche Weise Insulin spritzen, und zwar Actrapid in ausreichender Dosierung sofort und jeweils vor den Hauptmahlzeiten.

gramm eine spezielle Schulung. Hierzu gehören die eingehende Erläuterung der technischen Funktionen der Pumpe, die Unterweisung in die Handhabung der Pumpe (Auffüllen der Spritze, Legen des Katheters, Wechsel der Batterie usw.), das Erlernen der Blutglukoseselbstkontrolle (mit Hilfe eines Reflektometers), die Anpassung der Insulinbasal- und -zusatzrate, die Protokollierung der Behandlung sowie das Verhalten in besonderen Situationen. Zu letzteren zählen vor allem Richtlinien für das Verhalten während und nach sportlicher Aktivität, die fast immer notwendige Erhöhung der Insulinbasalrate bei Auftreten von fieberhaften Allgemeininfektionen sowie die Maßnahmen für den Fall, in dem der Blutglukosewert unerwartet hoch ist, und ein technischer Defekt am Pumpensystem ausgeschlossen werden muß. Für diese Situation erhalten die Patienten eine Checkliste, nach der sie die einzelnen Funktionen des Infusionssystems überprüfen sollen (Tabelle 4).

Ambulante Betreuung

Die Patienten protokollieren während der ambulanten Behandlung die Blutglukosewerte, die Höhe der Insulinbasal- und zusatzrate, die eingenommenen Broteinheiten sowie alle Besonderheiten, die während der Behandlung auftreten, wie z. B. hypoglykämische Symptome, sportliche Aktivitäten und eventuelle technische Probleme mit der Pumpe oder dem Katheter (Abb. 39). In der ersten Zeit werden Blutglukosemessungen von den Patienten relativ häufig durchgeführt (zwischen 6- bis 8mal am Tag). Wenn der Patient später auch unter den häuslichen oder beruflichen Bedingungen genügend Sicherheit in der Handhabung der Insulinpumpe erworben hat, sind 3–4 Blutglukosemessungen am Tag ausreichend, wobei der morgendliche Nüchternwert, der letzte Wert vor dem Schlafengehen und präprandiale Blutglukosewerte am wichtigsten sind.

Während der ersten 4–6 Wochen der Insulinpumpenbehandlung müssen sich die Patienten in wöchentlichen Abständen in der Ambulanz vorstellen; später können größere Abstände gewählt werden: In der Langzeitbehandlung sind Wiedervorstellungen alle 4–8 Wochen ausreichend, insbesondere, wenn ein im Normbereich liegender Hämoglobin-A_{1c}-Wert die gute Einstellung anzeigt.

Datum:					Arbeitstag	
					Wochenende	
					Urlaubstag	
Zeit	BZ	ZR	BE	BR	Besonderes:	
					Ø:	
					A:	

Abb. 39. Protokollheft für Diabetiker mit Insulinpumpenbehandlung. *ZR* Zusatzrate, *BR* Basalrate, Ø Mittelwert des Tages, *A* maximale Amplitude

Bei den Wiedervorstellungen sollte der aktuelle Blutglukosewert mit Labormethoden bestimmt und mit dem gleichzeitig vom Patienten selbst gemessenen Wert verglichen werden, um auf diese Weise die Funktionstüchtigkeit des Reflektometers und die Genauigkeit der Blutglukosemessung zu überprüfen. Ein wesentlicher Parameter der Langzeitkontrolle ist das Hämoglobin A_{1c}. Außerdem werden das Körpergewicht und der Blutdruck kontrolliert. Mit dem Arzt wird das Protokollheft des Patienten ausführlich besprochen.

Effektivität und Sicherheit der CSII in der Langzeitbehandlung

Wird die Behandlung mit der kontinuierlichen subkutanen Insulininfusion in der geschilderten Weise von seiten der Patienten und Ärzte durchgeführt, so kann eine normoglykämische oder nahezu normoglykämische Stoffwechseleinstellung langfristig erzielt werden. Die Ergebnisse unserer Arbeitsgruppe bei über 70 Patienten während der letzten 2½ Jahre zeigen, daß nach einer mittleren Behandlungszeit von 12 Monaten der Hämoglobin-A_{1c}-Wert im oberen Normbereich liegt (Abb. 40). Aufgrund dieser Daten ist die Insulinpumpenbehandlung eine effektive Behandlungsweise des Diabetes mellitus Typ I. Die mit der Insulinpumpenbehandlung erreichbare Stoffwechselnormalisierung führt nicht nur aktuell zu einem stabilen Wohlbefinden und voller Leistungsfähigkeit des Diabetikers in seinem Alltagsleben, sondern es ist langfristig auch damit zu rechnen, daß die Entstehung von diabetischen Spätkomplikationen positiv beeinflußt werden kann. So wurde über eine Verminderung und teilweise Normalisierung der Albuminurie im Frühstadium der diabetischen Nephropathie nach Normalisierung der Blutglukosewerte mit der CSII berichtet. Eine Besserung der diabetischen Neuropa-

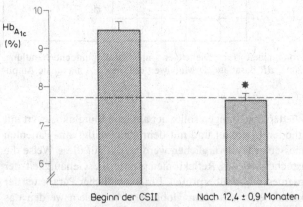

Abb. 40. Mittleres Hämoglobin A_{1c} vor und nach 12 Monaten mit der CSII-Behandlung bei 73 Patienten (Mittelwert ± SEM; Anzahl der Patienten: 73)

thie wurde aufgrund der beschleunigten Nervenleitgeschwindigkeit peripherer Nerven bereits nach 6wöchiger kontinuierlicher Insulininfusionstherapie beobachtet. Allerdings muß mit allem Nachdruck darauf hingewiesen werden, daß sich eine bereits fortgeschrittene (proliferative) Retinopathie oder eine fortgeschrittene Niereninsuffizienz durch eine noch so optimale Blutzuckereinstellung mittels der CSII nicht mehr rückgängig machen oder auch nur im Verlauf günstig beeinflussen lassen.

Die Sicherheit der Behandlung mit der CSII kann durch technische Defekte am Pumpensystem oder durch Fehlverhalten der Patienten und Ärzte beeinträchtigt werden. In der ersten Zeit der Insulinpumpenbehandlung haben wir eine Reihe von Pumpenausfällen beobachtet, die z.T. auf ein Motorversagen zurückgeführt werden konnten. Relativ häufig kommt es zu einem vorzeitigen Ausfall der nicht aufladbaren Batterien beim Mill-Hill-Infuser; beide Situationen können bei diesem Gerät nur durch die engmaschige Blutglukosekontrolle durch die Patienten festgestellt werden. Deshalb ist auch die Messung des Blutglukosewertes am Abend vor dem Schlafengehen besonders wichtig. Systematische Untersuchungen einer kurzzeitigen Unterbrechung der Insulinzufuhr haben jedoch ergeben, daß es nicht zu einer bedrohlichen Stoffwechselentgleisung kommt: die 7 h nach Unterbrechung der Insulinzufuhr gemessenen Blutglukosewerte lagen bei den Typ-I-Diabetikern im Mittel bei 320 mg%. In naher Zukunft werden alle Insulindosiergeräte mit einem Alarmsystem ausgestattet sein, das ein Pumpen- oder Batterieversagen frühzeitig anzeigt.

Wir haben bei den von uns behandelten Patienten nach Umstellung auf die Insulinpumpenbehandlung eine abnehmende Häufigkeit von leichten Hypoglykämien beobachtet; die Häufigkeit von Situationen mit einem Blutglukosewert unter 50 mg% oder mit subjektiv empfundenen Unterzuckerungserscheinungen betrug 3 Monate nach Beginn der Insulinpumpenbehandlung nur noch 1 pro Woche pro Patient. Dies ist eine geringe Inzidenz, zumal wenn man berücksichtigt, daß die Blutglukoseeinstellung bei den untersuchten Patienten normoglykämisch oder nahezu normoglykämisch war. Während einer Behandlungszeit von insgesamt 72 Patienten-Behandlungsjahren beobachtete unsere Arbeitsgruppe 12 schwere Hypoglykämien mit Bewußtlosigkeit. Die Inzidenz dieser schweren Hypoglykämien liegt unter der Zahl, die kürzlich bei Diabetikern mit Insulinspritzentherapie berichtet wurde. Aufgrund unserer Daten ist bei der Behandlung mit der CSII mit 1 schweren Hypoglykämie innerhalb von 6 Jahren pro Patient zu rechnen. Diese Zahl kann dadurch gesenkt werden, daß die Insulinbasalrate so niedrig wie möglich eingestellt wird, ohne die normoglykämische Einstellung zu gefährden. Ein Teil der schweren Hypoglykämien war auf eine erhebliche körperliche Tätigkeit zurückzuführen, bei der die Insulinbasalrate weder reduziert noch durch eine zusätzliche Kohlenhydrataufnahme ausgeglichen worden war.

Praktikabilität der CSII-Behandlung und ihre Akzeptanz durch die Patienten

Mit der kontinuierlichen subkutanen Insulininfusion kann eine stabile und normoglykämische Stoffwechseleinstellung bei Typ-I-Diabetikern erreicht werden, wodurch langfristig eine günstige Voraussetzung hinsichtlich der Entwicklung von diabetischen Spätkomplikationen gegeben ist.

Darüber hinaus erlaubt die CSII den Diabetikern eine freiere Gestaltung ihrer Diät und ihres Tagesablaufes. Eine Studie unserer Arbeitsgruppe zeigte, daß eine Liberalisierung im diätetischen Verhalten der Patienten mit CSII möglich ist, ohne daß eine Verschlechterung der Stoffwechseleinstellung befürchtet werden muß. Das unter der Insulinspritzentherapie erforderliche strikte Einhalten eines Diätplanes mit mindestens 6 Mahlzeiten und der jeweiligen Insulintherapie entsprechender Kohlenhydratverteilung über den Tag kann in folgender Weise gelockert werden: Die Anzahl und der Zeitpunkt der Mahlzeiten sowie die Menge und Verteilung der Kohlenhydrate am Tag können von den Diabetikern mit CSII freier gewählt werden. In unserer Studie mit solch einer „gelockerten" Diät wurde gezeigt, daß die Patienten mit Insulinpumpe tatsächlich nur 3–4 Mahlzeiten unter Auslassung der Zwischenmahlzeiten eingenommen und ihre Mahlzeiten um 2–3 h verschoben hatten, ohne daß sich dies negativ auf die Blutglukoseeinstellung auswirkte. Dementsprechend lag der mittlere Kohlenhydratgehalt der einzelnen Mahlzeiten um 2–3 Broteinheiten höher als unter der strikten konventionellen Diät. Dabei bleibt auch weiterhin die sichere Abschätzung und Berechnung des Kohlenhydratgehaltes der Nahrungsmittel in Broteinheiten eine wichtige Voraussetzung für die erfolgreiche Behandlung mit der Insulinpumpe. Denn die Insulinzusatzrate, die die Patienten vor den Mahlzeiten applizieren, ist von dem Kohlenhydratgehalt der Nahrungsmittel – in Broteinheiten berechnet – abhängig. Von der Einnahme rasch resorbierbarer Kohlenhydrate (z.B. Süßigkeiten) wird bei der Behandlung mit der CSII grundsätzlich – wie auch unter der Insulinspritzentherapie – abgeraten, um postprandiale Blutglukosespitzen zu vermeiden.

Die größere Freiheit im diätetischen Verhalten ermöglicht den Diabetikern eine freiere Gestaltung ihres Tagesablaufes, was sich nachhaltig im Berufsleben, am Wochenende und im Urlaub auswirkt. Die Grundlage für solch eine Liberalisierung stellt die Art der Insulindosierung bei der CSII dar, bei der genau zwischen der kontinuierlichen Basalrate (basaler Insulinbedarf des Körpers) und der präprandialen Zusatzrate (Insulinbedarf für die Mahlzeiten) differenziert werden kann.

Die Flexibilität im diätetischen Verhalten und die damit gewonnene größere Freiheit in der Gestaltung des Tagesablaufes stellen wichtige Faktoren in der Langzeitakzeptanz der Insulinpumpenbehandlung durch die Patienten dar. So hat die CSII viele Diabetiker von dem Gefühl befreit, als Kranker ein Außenseiterdasein führen zu müssen. Hinzu kommen das stabile Wohlbefinden und die erhöhte Leistungsfähigkeit der Patienten, die dazu beitragen, daß bestimmte Diabetiker die Insulinpumpenbehandlung auch langfristig akzeptieren. So konnten wir die Erfahrung machen, daß nur 5 von 73 Patienten langfristig die Insulinpumpenbehandlung aufgaben. Eine besondere Gruppe stellen allerdings die diabetischen Schwangeren dar; bei ihnen war die Schwangerschaft in erster Linie die Motivation zur Insulinpumpenbehandlung gewesen. 50% der Patientinnen haben die Insulinpumpe nach der Geburt ihres Kindes wieder abgegeben.

Zukunftsaspekte der Insulinpumpentherapie

Die Behandlung des Diabetes mellitus Typ I mit tragbaren Insulinpumpen kann bei fachgerechter Anwendung heute bereits als eine Routinetherapie betrachtet werden. Die Langzeitakzeptanz der Insulinpumpenbehandlung durch die Patienten wird durch die technische Weiterentwicklung der Insulindosiergeräte und vor allem durch ihre Verkleinerung und Vereinfachung in der Handhabung maßgeblich erhöht werden. Mit einer weiteren Verbreitung dieses neuen therapeutischen Prinzips ist in naher Zukunft zu rechnen. Eine wichtige Voraussetzung dafür ist, daß sich diabetologisch interessierte und erfahrene Ärzte auch außerhalb der Diabeteszentren mit dem Prinzip und der Technik der Insulinpumpenbehandlung vertraut machen.

Literatur

Pickup JC, Keen H, Parsons JA, Alberti KGMM (1978) Continuous subcutaneous insulin infusion: an approach to achieving normoglycaemia. Br Med J 1: 204–207

Berger M, Sonnenberg GE, Chantelau EA (1982) Insulin pump treatment for diabetes: some questions can be answered already. Clin Physiol 2: 11–122

Sonnenberg GE, Chantelau E, Berger M (1981) Ein neues therapeutisches Prinzip in der Diabetologie: kontinuierliche Insulin-Infusion mittels portabler Pumpen. Dtsch Med Wochenschr 106: 891–893

Sonnenberg GE, Chantelau E, Berger M (1981) Zur Praxis der kontinuierlichen subkutanen Insulin-Infusionstherapie. Dtsch Med Wochenschr 106: 1677–1678

Chantelau E, Sonnenberg GE, Stanitzek-Schmidt I, Best F, Altenähr H, Berger M (1982) Diet liberalization and metabolic control in type I diabetic outpatients treated by continuous subcutaneous insulin infusion. Diabetes Care 5: 612–616

9 Insulintherapie während der Schwangerschaft

Es ist noch nicht so lange her, da war es die Ausnahme, wenn eine Diabetikerin ein gesundes Kind zur Welt bringen konnte. Oft war die Stoffwechseleinstellung der Frau so schlecht, daß sie erst gar nicht schwanger wurde. Trat trotzdem eine Schwangerschaft ein, war diese mit einem erhöhten Risiko für die Mutter, vor allem aber für das Kind verbunden. So waren z.B. Aborte und Schwangerschaftsgestosen bei Frauen mit Diabetes um ein Vielfaches häufiger als bei gesunden Frauen. Die Neugeborenen waren meist makrosom und hatten eine deutlich erhöhte perinatale Mortalität, Morbidität und Mißbildungsrate. Aus diesen Gründen und aus Angst vor der Weitervererbung der Zuckerkrankheit wurde Frauen mit Diabetes noch bis vor kurzem von einer Schwangerschaft meist eindringlichst abgeraten.

Durch eine grundlegende Verbesserung der Betreuung schwangerer Frauen mit Diabetes hat sich jedoch in den letzten Jahren die Komplikationsrate diabetischer Schwangerschaften stark reduziert. Dazu geführt hat vor allem die Erkenntnis, daß die meisten der genannten Komplikationen ursächlich auf die Hyperglykämie zurückzuführen sind: Bereits länger bekannt ist die Erfahrung, daß die Makrosomie der Neugeborenen durch eine gute Stoffwechseleinstellung während der Schwangerschaft vermeidbar ist; heute kann nun auch davon ausgegangen werden, daß die Mißbildungsrate auf das Maß gesunder Frauen sinkt, wenn der Blutzucker bereits während der ersten 8 Wochen, nämlich der Zeit der Organogenese, normalisiert bleibt. Zusätzlich hat sich in den letzten Jahren herausgestellt, daß die Erblichkeit des Typ-I-Diabetes, und um diesen handelt es sich ja meist bei schwangeren Frauen mit Diabetes, viel geringer ist, als bisher angenommen. Eine mögliche Weitervererbung der Zuckerkrankheit ist daher heute kein Grund mehr, einer Frau mit Diabetes von einer Schwangerschaft abzuraten.

Frauen, die allerdings aufgrund ihrer Zuckerkrankheit schwere Funktionseinschränkungen der Nieren und/oder Augen haben, sollten unbedingt auf eine Schwangerschaft verzichten. Nur geringe diabetische Spätkomplikationen allein sind jedoch kein ausreichender Grund, um von einer Schwangerschaft abraten zu müssen. Im übrigen gilt für Diabetespatientinnen dasselbe wie für andere Frauen auch: Vor dem 30. Lebensjahr gestaltet sich eine Schwangerschaft meist einfacher als nach dem 30. Lebensjahr.

Prinzipiell steht also dem Wunsch einer Frau, die zuckerkrank ist, ein Kind zu bekommen, nichts entgegen. Trotzdem ist ihre Schwangerschaft eine Risikoschwangerschaft geblieben, d. h. eine Schwangerschaft, deren erfolgreicher Verlauf davon abhängt, inwieweit sowohl von der Frau als auch von den betreuenden Ärzten bestimmte Regeln beachtet werden:

Nahezu als „Conditio sine qua non" einer komplikationslosen diabetischen Schwangerschaft ist die kontinuierliche Normalisierung des Blutzuckers anzusehen:

> Während der gesamten Schwangerschaft ist die kontinuierliche Normalisierung des Blutzuckers obligatorisch!

Die Blutzuckerwerte sollten während der Schwangerschaft zwischen 60 und 120 mg%, nur im Einzelfall postprandial bis zu 140 mg% liegen. Es ist zu bedenken, daß auch bei gesunden Frauen während der Schwangerschaft sowohl der Nüchternblutzucker, als auch der mittlere Blutzucker während des Tages niedriger liegt als sonst. Eine derart gute Diabeteseinstellung muß mit allen verfügbaren Mitteln angestrebt werden:

1. mehrmals tägliche Blutzuckerselbstkontrolle
2. mehrmals tägliche Insulininjektionen oder subkutane Insulin-Infusionspumpe
3. wenn nötig, sofortige Selbstanpassung der Insulindosis durch die Diabetespatientin.

Während der Schwangerschaft Blutzuckerselbstkontrollen!

Glukosuriefreiheit bedeutet nicht zwangsläufig Normoglykämie. Eine Feinregulation der Insulindosis im anzustrebenden Blutzuckerbereich zwischen 60 und 120 mg% ist daher nur durch direkte Messung des Blutzuckers möglich.

Der Blutzucker sollte von der Diabetespatientin vor und nach Möglichkeit 1–2 h nach den Hauptmahlzeiten gemessen werden. Aufgrund dieser Blutzuckerwerte erfolgt die Feinregulation der Insulindosis. Zusätzliche Messungen zur Zeit möglicher Hypoglykämien, oft 3–4 h nach Injektion kurzwirkender Insuline, sind empfehlenswert. Zu hohe oder zu tiefe Blutzuckerwerte zu diesen Zeitpunkten können durch eine Umverteilung der Kohlenhydrataufnahme normalisiert werden.

Mehrmals täglich Insulininjektionen oder subkutane Insulin-Infusionspumpe?

Als Standardtherapie für die diabetische Schwangerschaft gilt derzeit sicher die subkutane Insulin-Infusionspumpe. Es sollte daher versucht werden, die Diabetespatientin von den möglichen Vorteilen dieser Art der Insulintherapie zu überzeugen, um zumindest für den Zeitraum der Schwangerschaft eine optimale Einstellung zu erreichen. Als Alternative bleibt selbstverständlich die 3- bis 5mal tägliche Insulininjektion. Nur in wenigen Fällen wird die kontinuierliche Normalisierung des Blutzuckers durch eine 2mal tägliche Injektion frei gemischten, kurz- und langwirkenden Insulins zu halten sein. Vor allem, wenn mittags eine Hauptmahlzeit eingenommen wird, ist eine mindestens 3mal tägliche Insulininjektion sinnvoll. Üblicherweise wird dabei morgens und abends eine variable Mischung aus kurz- und langwirkendem Insulin gespritzt. Verzögerungsinsuline werden in der Regel im Abstand von 12 h verabreicht. Sollte sich an erhöhten Nüchternblutzuckerwerten bei normalen Glukosekonzen-

trationen bis nach Mitternacht jedoch zeigen, daß das abendlich gespritzte Verzögerungsinsulin den Insulinbedarf in den Morgenstun-
den nicht zu decken vermag, so ist eine zeitlich getrennte Applikation der abendlichen Dosen von kurz- und langwirkendem Insulin
vorzunehmen: das kurzwirkende Insulin wird weiterhin vor dem
Abendessen, das langwirkende Insulin hingegen erst 3–4 h später gespritzt.

Normoglykämie durch Feinregulation der Insulindosis

Die während der Schwangerschaft geforderte gute Blutzuckereinstellung kann von der Diabetespatientin nur erreicht werden, wenn
sie in der Lage ist, selbständig und rechtzeitig die nötigen Änderungen in der Insulinzufuhr bzw. Kohlenhydrataufnahme vorzunehmen. Dies gilt gleichermaßen für die mehrmals tägliche Insulininjektion und die subkutane Insulin-Infusionspumpe. Es ist selbstverständlich, daß hierzu eine entsprechende Schulung nötig ist. Im
Idealfall, bei einer geplanten Schwangerschaft, sollte die Diabetespatientin bereits vor der Schwangerschaft ihren Blutzucker kontinuierlich möglichst normalisieren.

Hypoglykämien während der Schwangerschaft

Entgegen der hartnäckigen früheren Auffassung, daß Hypoglykämien für das Kind schädlicher seien als erhöhte Blutzuckerwerte,
hat sich nun endlich das Gegenteil bewahrheitet. Hypoglykämien
der Mutter sind für das Kind nicht unmittelbar gefährlich. Selbst bei
schweren Unterzuckerungen mit Bewußtlosigkeit der Mutter bleibt
der Blutzuckerspiegel des Kindes durch Mobilisierung von Glykogen im Normbereich. Schwere Hypoglykämien gefährden daher primär eher die Mutter als das Kind.

Der Insulinbedarf ändert sich während der Schwangerschaft

Östrogene, Gestagene, hPL und Cortisol steigen während der Schwangerschaft an und antagonisieren die Insulinwirkung. Ein zusätzlich erhöhter Abbau von Insulin durch plazentogene Insulinasen wird diskutiert. Dadurch wird der kontinuierliche Anstieg des Insulinbedarfs vom Beginn der Schwangerschaft bis zur Geburt des Kindes erklärt. Dieser Anstieg des Insulinbedarfs kann bis zu etwa 40% betragen. Allerdings kann bei Frauen mit Hyperemesis gravidarum während der ersten Wochen der Schwangerschaft der Insulinbedarf auch vorübergehend abnehmen. Meistens steigt während der Schwangerschaft auch der Energiebedarf. Dieser Situation muß durch gleichzeitige Erhöhung der Kohlenhydrataufnahme und der Insulindosis Rechnung getragen werden. Bei zu starker Gewichtszunahme während der Schwangerschaft ist andererseits die Energiezufuhr und damit meist auch die Insulindosis zu reduzieren.

Schwangerschafts-Diabetes

Frauen, die erst während der Schwangerschaft eine gestörte Glukosetoleranz oder einen, wenn auch nur „milden" Diabetes entwickeln, müssen mit derselben Sorgfalt wie andere schwangere Diabetespatientinnen beraten werden. Reichen bei diesen Frauen diätetische Maßnahmen nicht aus, den Blutzucker vollständig zu normalisieren, so darf mit der Durchführung einer Insulinbehandlung, auch wenn nur sehr niedrig dosiert, nicht gezögert werden.

Kontrolle der Effizienz der durchgeführten Insulinbehandlung

Die Qualität der Blutzuckerselbstkontrollmessungen muß besonders bei schwangeren Diabetespatientinnen überprüft werden. Dies gilt vor allem für eventuell verwendete Blutzuckermeßgeräte.

Auch während der Schwangerschaft eignet sich die Bestimmung des HbAlc zur Langzeitkontrolle der Stoffwechseleinstellung. Die HbAlc-Werte müssen während der Schwangerschaft selbstverständlich normal sein.

Insulinbehandlung während der Geburt

Mit Einsetzen der Geburtswehen kann der Insulinbedarf extrem abnehmen. Wird dann die Insulinzufuhr nicht stark vermindert, können schwere Unterzuckerungen auftreten! Eine Glukoseinfusion, etwa mit 2,5 mg Glukose/kg KG/min, sollte verabreicht werden. Mindestens stündliche Blutzuckermessungen sind erforderlich. Unmittelbar nach der Geburt des Kindes liegt der Insulinbedarf oft 30 bis 50% unter dem Ausgangswert. Erst nach einigen Tagen werden wieder Insulindosen wie vor der Schwangerschaft benötigt.

Was bei der Betreuung einer schwangeren Diabetespatientin noch beachtet werden muß

Es hat sich gezeigt, daß die Komplikationsrate diabetischer Schwangerschaften am niedrigsten ist, wenn die Frauen in spezialisierten Zentren betreut werden, in denen eine enge Zusammenarbeit zwi-

Tabelle 5. Regelmäßige internistische Untersuchungen während der Schwangerschaft bei Frauen mit Diabetes mellitus

Im Abstand von 2 Wochen	*Im Abstand von 4 Wochen*
Blutdruck	HbAlc
Füße, insbesondere Beinödeme	Augen – Fundi
Eiweiß – quantitativ im Urin	
Harnsediment	
Blutzucker	
Harnzucker	
Körpergewicht	

schen Diabetologen, Gynäkologen und Pädiatern besteht. Der Diabetologe bzw. Internist sollte seine Patientin anfangs wöchentlich, später mindestens alle 2 Wochen sehen. Dabei muß nicht nur die Qualität der Stoffwechseleinstellung überprüft werden, sondern auch die nötigen Kontrolluntersuchungen durchgeführt werden (Tabelle 5).

Literatur

Jovanovic L, Peterson CM (1982) Optimal insulin delivery for the pregnant diabetic patient. Diabetes Care 5 [Suppl 1]

10 Behandlung des diabetischen Komas

Durch Insulinmangel kann es zu einer dramatischen Stoffwechselentgleisung kommen – dem diabetischen Koma. Bei jüngeren Patienten tritt es meist in der Form eines ketoazidotischen Komas auf,
bei älteren Patienten auch häufiger als nichtketoazidotisches Koma
(s. S. 151).

Im Falle einer ketoazidotischen Entgleisung des Diabetes mellitus
sind die Patienten bei Einlieferung in die Klinik nicht immer völlig
komatös – wir sprechen deshalb im folgenden von *diabetischer Ketoazidose.*

Wann ist an die Diagnose: diabetische Ketoazidose zu denken?

Jede Störung des Allgemeinbefindens kann erstes Anzeichen sein,
wenn auch nur der geringste Verdacht auf eine diabetische Ketoazidose besteht, müssen Blutzucker und Urinazeton gemessen werden!

Häufige Symptome bei diabetischer Ketoazidose
- Austrocknung, Polyurie, Durst
- Adynamie, Schwäche
- Inappetenz, Übelkeit, Erbrechen
- Benommenheit, Eintrübung, Sehstörungen, Koma
- Kußmaul-Atmung.

Bei diabetischer Ketoazidose kann eine „Pseudoperitonitis diabeti-
ca" ein akutes Abdomen vortäuschen – mit schmerzhaft gespannten
Bauchdecken, verminderten oder aufgehobenen Darmgeräuschen
und evtl. erhöhter Serumamylase. Gleichzeitige Leukozytose kann
auf einen für Patient und Arzt verhängnisvollen diagnostischen und
therapeutischen Irrweg führen. *Auch in Notfällen mit akutem Abdomen: BZ-Messung!*

Bei diabetischer Ketoazidose bestehen durch den Insulinmangel

, eine Hyperglykämie und eine metabolische Azidose (durch erhöhte Ketonkörperspiegel im Blut).

Ursache der diabetischen Ketoazidose ist immer ein Insulinmangel!

Insulinmangel kann hervorgerufen sein durch:

- Irrtümliches Absetzen der Insulintherapie oder unangemessene Verminderung der Insulindosis bei bereits insulinbehandelten Diabetikern
- Insulinresistenz durch Begleiterkrankungen (Infektionen, Traumata, Myokardinfarkt)
- Erste Manifestation eines insulinpflichtigen Diabetes.

Immer ist die diabetische Ketoazidose ein *lebensbedrohliches Krankheitsbild*. Ihre klinischen Zeichen, die vor allem auf die extreme Dehydratation und die metabolische Ketoazidose zurückzuführen sind, können sich innerhalb von Stunden oder Tagen entwickeln:
Schon nach 6–8 h vollständigen Insulinmangels kommt es bei Typ-I-Diabetikern zu einer deutlichen Erhöhung der Ketonkörper und einer Erniedrigung des Blut-pH-Wertes bei deutlicher Erhöhung des Blutzuckerspiegels. Zunächst kann die metabolische Ketoazidose noch kompensiert werden, das Allgemeinbefinden ist allerdings bereits erheblich gestört.
Erbrechen als Warnzeichen einer ketoazidotischen Entgleisung wird leider oft übersehen: Erbricht ein insulinpflichtiger Diabetiker, so muß sofort geprüft werden, ob eine Stoffwechselentgleisung vorliegt.

Feststellung der Diagnose

Die Diagnose wird durch Messung des Blutzuckers und Messung der Ketonkörper in Urin oder Serum gestellt.
Bei *jedem* Notfallpatienten, bei dem auch nur der *geringste* Verdacht auf eine diabetische Ketoazidose besteht, immer den Blutzucker

messen! Bei *allen* Patienten mit Beeinträchtigung der Bewußtseinslage ist es ein Kunstfehler, nicht den Blutzucker zu bestimmen!

Meßmethoden bei Hausbesuchen und auch in der klinischen Schnelldiagnostik

Blutzucker: HAEMOGLUKOTEST 20–800 (Boehringer, Mannheim), VISIDEX (Ames)
Glukosurie: DIABUR TEST 5000
Ketone: KETUR TEST (Boehringer, Mannheim), KETOSTIX (Ames.)

Wenn kein Urin zu gewinnen ist, kann der Nachweis einer Ketose auch aus dem Patientenserum durchgeführt werden: Dazu gibt man einen Tropfen Patientenserum unverdünnt auf den Teststreifen und liest das Ergebnis anhand der Farbskala ab.

> Bei einer diabetischen Ketoazidose liegen vor:
> – Hoher Blutzuckerwert (300 mg%, meist weit höher)
> – (Meist) hohe Glukosurie (über 2%)
> – Ketonkörper + + bis + + + in Urin und/oder Serum

Behandlung bei Hausbesuch – in der Praxis

Die Behandlung erfolgt direkt nach der Diagnosestellung:

1. Bereits für den Transportweg in die Klinik wird eine intravenöse Infusion mit 0,9%iger Kochsalzlösung angelegt. Infusionsgeschwindigkeit: ca. 1000 ml/h

2. 20 E kurzwirkendes Insulin i.m. injizieren. (Dies gilt natürlich nicht für die Insulingabe in der Klinik, sie sollte bei der Komabehandlung immer intravenös erfolgen.)

3. Der Klinik ein kurzes Protokoll Ihrer Maßnahmen liefern.

> Sofortige Einweisung in die Klinik!!
> Je länger der Patient auf eine effektive Behandlung warten muß, desto ungünstiger wird seine Prognose!

Vorgehen in der Klinik

Untersuchungen

Auf Station: Blutzucker-Schnelltest, Ketokörper in Serum oder Urin

Im Labor: Blutzucker, Natrium, Kalium, S-Kreatinin, Blutbild, arterielle Blutgasanalyse incl. pH-Messung

Allgemeine intensivmedizinische Maßnahmen
Sicherung einer ausreichenden Atmungsfunktion
Zentralvenöser Zugang
Bei Bewußtlosigkeit Magensonde und Blasenkatheter

Zu überwachende Parameter
Zentraler Venendruck, Blutdruck, EKG-Monitor
Stündliche Bilanzierung der Ein- und Ausfuhr
Thromboseprophylaxe mit Low-dose-Heparin
ggf. Antibiotika, Kardiaka

Spezifische Therapie
Infusionsbehandlung
In der ersten Stunde 1000 ml physiologische Kochsalzlösung (0,9% NaCl), dann 500–1000 ml 0,9% NaCl pro Stunde je nach Urinausscheidung. Bei Serum-Natrium-Werten über 150 mmol/l halbisotone Kochsalzlösung (0,45%). Bei Hypovolämie (zentraler Venendruck unter 4 cm H_2O) zusätzlich Frischplasma.

Insulintherapie
Initial 10 E kurzwirkendes Insulin (z.B. Actrapid) intravenös. Dann Perfusor mit kurzwirkendem Insulin: 4–8 E pro Stunde: der Blutzucker sollte nicht schneller als 100 mg% pro Stunde gesenkt werden und zunächst nicht unter 250 mg% sinken.

Elektrolytsubstitution
Bei Serumkalium unter 4,5 mval/l als Dauerinfusion 10–40 mval/h Kaliumchlorid oder Kaliumphosphat (mit Perfusor).

Auch wenn initial der Serum-Kalium-Wert noch normal ist, mit einem deutlichen Absinken des Serumkaliums ist bei Behandlung zu rechnen!

Azidoseausgleich

Nur bei Blut-pH unter 7,1 und/oder Standardbikarbonat unter 5 mmol/l sollte vorsichtig $NaHCO_3$ gegeben werden. Nur ⅓ des errechneten Bedarfs geben (s. S. 150)!

Laborkontrollen unter Behandlung

Anfangs stündliche Messung von: Blutzucker, Na, Ka im Serum, pH des Blutes. (Auch nachts, zu Silvester und Heiligabend!)

Pathophysiologische Grundlagen der Komabehandlung

Die diabetische Ketoazidose ist ein lebensgefährlicher Zustand, dessen Ursache ein *Insulinmangel* ist. Als Folge sind alle Vitalfunktionen sehr schwer beeinträchtigt (Stoffwechselkatastrophe!). Die Glukoseutilisation ist in einem großen Teil des Organismus (Muskel und Fettgewebe) vermindert, die Glukoseproduktion der Leber ist gesteigert, der Blutzuckerspiegel ist dadurch erheblich erhöht. Lebensgefahr besteht wegen zellulärer Dehydratation, Bewußtseinstrübung und hypovolämischer Kreislaufinsuffizienz.

1. Die lebensbedrohliche *Exsikkose* entsteht durch osmotische Diurese. Bei über die Nierenschwelle erhöhtem Blutzuckerspiegel kommt es zur Glukosurie, osmotisch wird mit der Glukose Wasser ausgeschieden. Kann der Patient nicht mehr entsprechend trinken, so kommt es zu einem erheblichem Verlust an Körperwasser: bis zu 12 l!!

Ein derartiger Wasserverlust (ca. 10–15% des Körpergewichts, entsprechend 20–25% des Gesamtkörperwassers) führt zu allgemeiner zellulärer Dehydratation. Die Bewußtseinsstörung bei diabetischer Ketoazidose ist wahrscheinlich durch die Exsikkose der Gehirnzellen bedingt.

Der Intrazellulärraum ist durch Dehydratation zu ⅔ betroffen, der Extrazellulärraum nur zu ⅓. Dennoch nimmt das zirkulierende

Plasmavolumen in der diabetischen Ketoazidose um bis zu 25% ab, der zentrale Venendruck sinkt, und es entwickelt sich unter Umständen eine *hypovolämische Kreislaufinsuffizienz.* Reaktiv kommt es zu einer Erhöhung der Katecholamine und des Aldosterons – um das zirkulierende Plasmavolumen zu konservieren wird Natrium reteniert, zu Lasten einer vermehrten Kaliumausscheidung. Die Urinproduktion geht – final – zurück, und die Folge ist ein terminales, rapides Ansteigen der Glukose- und Ketonkörperkonzentration im Blut.

2. *Im Zustand des Insulinmangels* kann der Organismus seinen Energiebedarf nur noch zu ca. 15% aus der Glukoseoxidation decken, denn Glukoseaufnahme und Oxidation sind in Muskel- und Fettzellen durch den Mangel an Insulin blockiert: 80% der Energie muß dann aus Oxidation von Fettsäuren gedeckt werden.

Durch Insulinmangel blockiert sind auch Lipid- und Proteinsynthese; Lipolyse, Proteolyse und Glukoseproduktion (Glukogenolyse bzw. Glukoneogenese) laufen hingegen in Abwesenheit von Insulin beschleunigt ab. Durch vermehrte Produktion und verminderte Utilisation von Glukose steigt der Blutzuckerspiegel an. Durch die gesteigerte Lipolyse fallen vermehrt – als saure Metabolite des Fettstoffwechsels – Ketonkörper an (β-Hydroxybutyrat, Azetoazetat und Azeton). Die Produktion der Ketonkörper übersteigt bei Insulinmangel die Möglichkeiten zu deren Utilisation bzw. renale Elimination bei weitem: die Konzentration der Ketonkörper im Blut steigt (im Koma auf Werte von 6–8 mmol/l), es entwickelt sich eine metabolische Azidose.

Durch die Erhöhung der Serumspiegel der kontrainsulinären Hormone Glukagon, Cortisol, Adrenalin und STH wird die Stoffwechselentgleisung noch verschlimmert.

Das Vorgehen bei der Behandlung

Infusionsbehandlung und Elektrolytsubstitution

Als Ersatz für das Defizit an Wasser und Elektrolyten wird zunächst isotone (oder bei hohem Serumnatrium halbisotone) Kochsalzlösung infundiert. Auf eine ausreichende Kaliumsubstitution ist zu achten; die aldosteronbedingte, vermehrte Kaliumausscheidung kann bei gebesserter Stoffwechsellage zu gefährlicher Hypokaliämie führen. Bei erhaltener Diurese sollte daher schon bei Therapiebeginn (und auch bei normalem Serumkalium) Kalium kontinuierlich zugeführt werden. Parallel zur Infusion von Elektrolytlösungen infundiert man bei Hypovolämie (erkenntlich am erniedrigten zentralen Venendruck) volumenwirksame Lösungen wie z. B. Plasma oder Plasmasubstitute. Einer Kreislaufinsuffizienz wird damit vorgebeugt.

Der exsikkotische Organismus darf *nicht zu rasch* rehydriert werden! Um dies zu vermeiden, sollte die infundierte Kochsalzlösung das Volumen der stündlichen Urinproduktion nicht um mehr als 500 bis maximal 1000 ml/h überschreiten.

Wegen der Aspirationsgefahr sollte die Flüssigkeitszufuhr in der diabetischen Ketoazidose *immer* intravenös erfolgen.

Insulinsubstitution

Die Substitution des fehlenden Insulins ist der *kausale* Faktor der Behandlung einer diabetischen Ketoazidose. Nur das anabole Hormon Insulin kann den schweren allgemeinen Katabolismus beheben, der durch den Mangel an Insulin entstanden ist!

Insulin verabreicht man bei Ketoazidose intravenös – wenn z. B. bei einem Hausbesuch dies zunächst nicht möglich gemacht werden kann, sollte man das Insulin i. m. verabreichen. *Nie* sollte man in einem diabetischen Koma ausreichende Wirkung von subkutaner Insulingabe erhoffen: die Absorption ist in diesem Zustand evtl. völlig unzureichend!

Im Krankenhaus wird Insulin *kontinuierlich* mit einer Perfusorspritze infundiert. Um die Adsorption des Insulins an Plastikmaterial zu verhindern und damit sicherzustellen, daß die beabsichtigte Insulindosis auch den Patienten erreicht, setzen wir der Insulinlösung Humanalbumin zu (Beispiel: 50 E Actrapid + 2 ml Humanalbumin-Lösung 20% + 45,5 ml 0,9 NaCl).

Die Dosierung des Insulins erfolgt entsprechend dem Blutzuckerverhalten. Der Blutzuckerspiegel sollte nicht schneller als 100 mg% pro Stunde gesenkt werden. Ein rascheres Absenken des Blutzuckers hätte eine Umkehr des osmotischen Gradienten zwischen Intra- und Extrazellulärraum zur Folge. Es entstünde ein sog. osmotisches Dysäquilibrium-Syndrom mit Ödemen, besonders mit Hirnödem!

Um optimal wirksame Seruminsulinspiegel zu erreichen (50–100 μU/ml) ist eine kontinuierliche Infusion von 4–12 E Insulin pro Stunde erforderlich. Seruminsulinspiegel in dieser Höhe hemmen die Lipolyse, fördern die Glykogensynthese und hemmen die hepatische Glukoseproduktion. Damit behandeln sie die beiden Hauptursachen der diabetischen Ketoazidose: die ungehemmte hepatische Glukoseproduktion und die ungehemmte Ketogenese. Die Insulinbehandlung in dieser Dosierung wird auch „Low-dose"-Insulintherapie genannt. Früher wurden generell wesentlich höhere Dosen verabreicht. Es ist *erwiesen*, daß die Low-dose-Insulintherapie weniger Risiken bietet als die Behandlung mit höheren Dosierungen. Der Grund liegt vielleicht in der dosisabhängigen Wirkung des Insulins.

Eine Low-dose-Therapie der diabetischen Ketoazidose ist aus folgenden Gründen zu empfehlen:

1. Hohe Insulindosierungen gleichen nicht nur die hepatische Glukoseproduktion aus und hemmen die Lipolyse, sie führen auch zu einer weit deutlicheren Steigerung der Glukoseutilisation und hemmen die Gluconeogenese. Dadurch kann der Blutzucker allzu rapide abfallen.

2. Der rapide Blutzuckerabfall führt auch zu einem raschen Absinken des Serumkaliumspiegels, so daß unter hochdosierter Insulintherapie die Gefahr einer Hypokaliämie größer ist.

Es hat sich als günstig erwiesen, den Blutzuckerspiegel bei Behandlung der diabetischen Ketoazidose vorerst nicht unter 250 mg% abzusenken. Sobald dieser Wert erreicht ist, wird 5%ige Glukoselösung infundiert. Eine Verminderung der Insulindosierung kann bei gebesserten Blutzuckerwerten erforderlich werden – niemals aber das Insulin ganz absetzen – der Patient ist trotz gut behandeltem Koma immer noch Diabetiker geblieben!

Die Gabe von Glukose ist nun auch für den Energiehaushalt des Patienten nötig – nach Behandlung der Ketoazidose ist beim Patienten der Anteil der Glukoseoxidation an der Energiegewinnung wieder von ca. 15% auf die normalen 40% angestiegen. Aus der Blutglukose kann dieser Bedarf nicht gedeckt werden (selbst ein Blutzucker-Abfall von 800 mg% auf 300 mg% liefert dem Organismus nur 25 g Glukose (= 100 Kcal)! Die Gabe von 5%iger Glukoselösung ist also energetisch notwendig.

Nach überstandener Ketoazidose soll der Patient nicht tagelang „an der Infusion hängen." Sobald es ihm wieder gut geht, soll er wieder essen und je schneller er auf eine „normale" Insulinbehandlung umgestellt werden kann, desto besser.

Wenn auch bei guter Einstellung zunächst noch etwas Azetonurie bestehen bleibt: Die völlige Beseitigung der Ketonämie kann durchaus noch 2–3 Tage dauern, sie braucht weder durch übergroße Insulindosen noch durch die völlig obsoleten „Hafertage" forciert zu werden.

Wann und ggf. wie gleicht man die Azidose aus?

Die metabolische Azidose eventuell schwersten Ausmaßes ist durch die Anhäufung von Ketonkörpern im Blut *durch den Insulinmangel entstanden. Die Insulinsubstitution ist die kausale* Behandlung dieser Azidose. Ein rascher Ausgleich der Azidose mit Natrium-Bikarbonat-Lösung hat sich bei der Behandlung der diabetischen Ketoazidose als *äußerst risikoreich* erwiesen, und davor ist *dringend* abzuraten!

Folgendes Vorgehen ist anzuraten

$NaHCO_3$-Lösung wird erst infundiert, wenn die Azidose ein vital bedrohliches Ausmaß erreicht, d. h. bei pH 7,1 und darunter.

Auch dann soll *nur ein Drittel des errechneten Bedarfs* gegeben werden:

Körpergewicht

$$\text{⅓ des errechneten Bedarfs an } NaHCO_3 = \frac{\text{neg. Base-excess} \cdot \text{kg}}{9}$$

Beispiel:
Base excess = 18 mmol/l
Körpergewicht = 70 kg

Bedarf an $NaHCO_3$ üblicherweise:	$70 \times 18 \times ⅓ = 420$ mmol $NaHCO_3$
im diabetischen Koma:	$70 \times 18 \times ⅑ = 140$ mmol $NaHCO_3$

Das nichtazidotische Coma diabeticum (= hyperosmolares Koma)

Bei dieser Form des diabetischen Komas besteht keine Azidose. Es ist gekennzeichnet durch:

- schwere Hyperglykämie (1 000 mg% Blutzucker und mehr)
- Hyperosmolarität
- Dehyratation
- Bewußtseinstrübung
- Fehlen der Azidose

Die meisten Patienten mit einem hyperosmolaren diabetischen Koma sind ältere Diabetiker, meist handelt es sich um Typ-II-Diabetiker. Nur sehr selten beobachtet man diese Form des Komas bei jungen Patienten. Häufig sind Nebenerkrankungen wie Infektionen, Pankreatitis, Apoplexie o.ä. auslösende Faktoren. Oft gehen dem Auftreten eines nichtazidotischen diabetischen Komas über längere Zeit (um Tage bis Wochen) die Erscheinungen einer erheblichen Verschlechterung der Diabeteseinstellung wie Poliurie, Schwäche und Durst voraus.

Oft bemerken die älteren Patienten die allmählich eintretende Dehyratation nicht, weil ihr Durstgefühl nachgelassen hat. So unterbleibt ausreichende Flüssigkeitszufuhr – durch zunehmende glukosuriebedingte Diurese kommt es zu einer schweren Dehyratation.

Die Osmolarität läßt sich nach folgender Formel näherungsweise berechnen:

$$2\,(mval/l\ Na + mval/l\ K) + \frac{mg/dl\ Glukose}{18} = mosmol/l$$

Pathophysiologisch stellt man sich die Entwicklung dieser Komaform folgendermaßen vor:

Beim nichtazidotischen diabetischen Koma liegt kein absoluter, sondern ein relativer Insulinmangel vor. Die Insulinsekretion reicht noch aus, um die Lipolyse zu hemmen, sie ist aber nicht mehr ausreichend, um die hepatische Glukoseproduktion zu hemmen – nicht mehr gezügelte Glukoneogenese und Glykogenolyse führen zu einer

151

erheblichen Hyperglykämie *ohne Azidose*. Das Krankheitsbild ist durch extreme Dehydratation gekennzeichnet, zu dieser ist es durch anhaltende Glukosurie gekommen. Kreislaufinsuffizienz und Exsikkose nehmen lebensbedrohliche Formen an. Oft bestehen terminal Anurie oder Oligurie.

Die Behandlung erfolgt im wesentlichen wie bei einem ketoazidotischen Koma, allerdings gibt es einige Besonderheiten zu bedenken:

Wichtig bei Behandlung des nichtketoazidotischen diabetischen Komas

Der Insulinbedarf ist *äußerst* niedrig. Allein durch die Behandlung mit Elektrolytlösungen und Volumensubstitution kommt es schon zu deutlichem Abfall des Blutzuckers. *Keinesfalls* darf der Blutzucker schneller als 100 mg% pro Stunde abfallen. Die Serumosmolarität sollte nicht schneller als 10 mosmol/l pro Stunde abfallen. Vor rascherem Senken des Blutzuckerspiegels muß *dringend* gewarnt werden! Es kann zu einer Umkehr des osmotischen Gradienten kommen, zum massiven Abstrom von Wasser in die Gewebe (Lungen- und Hirnödem!!) und zum Abfall des zirkulierenden Volumens.

Wir geben bei *nichtazidotischen* Komata zunächst für kurze Zeit kein oder nur minimale Mengen Insulin. Allein die Infusionsbehandlung läßt den Blutzucker zunächst in der gewünschten, langsamen Geschwindigkeit abfallen, auch danach genügen meist minimale Mengen an Insulin – ca. 2 E pro Stunde –, um eine weitere Blutzuckersenkung zu bewirken.

Die Prognose des nichtketoazidotischen diabetischen Komas wie auch der diabetischen Ketoazidose ist abhängig von der Dauer der Stoffwechselentgleisung, dem Ausmaß der Stoffwechselstörung ev. Begleiterkrankungen und dem Alter des Patienten.

Bei langer Komadauer, z. B. bei verspätetem Therapiebeginn, nimmt die Letalität erheblich zu; sie liegt auch heute noch zwischen 5 und 50%!

Literatur

Miles J, Rizaa R, Haymon M, Gerich J (1980) Effects of acute insulin deficiency on glucose and ketone body turnover in man. Diabetes 29: 926–930

Owen OE, Trapp E, Reichard A, Mazzoli MA, Smith R, Boden G (1980) Effects of therapy on the nature and quantity of fuels oxidized during diabetic ketoacidosis. Diabetes 29: 365–375

Gerich J, Martin MM, Recant L (1971) Clinical and metabolic characteristics of hyperosmolar nonketotic coma. Diabetes 20: 228–238

Chantelau E, Sonnenberg GE, Berger M (1982) Kreislaufinsuffizienz bei Coma diabeticum. Dtsch Med Wochenschr 107: 203–204

153

11 Perioperative Insulinbehandlung

Wenn ein Diabetiker nicht notfallmäßig operiert werden muß, sondern eine Planung des Eingriffs möglich ist, sollte präoperativ zunächst für eine optimale Stoffwechseleinstellung gesorgt werden, denn das Infektionsrisiko schlecht eingestellter Diabetiker ist deutlich höher.

Häufig haben mit Insulin behandelte Patienten über die Erfahrung berichtet, daß sich im Laufe einer Klinikbehandlung diverse Probleme ergaben. Zur Vermeidung solcher Schwierigkeiten sollte eine operative Abteilung zu folgenden Leistungen in der Lage sein:

1. Zeitgerechte Ausgabe der Kost incl. Zwischenmahlzeiten
2. Blutzuckermessung auf Station (Teststreifen)
3. Anpassung der Insulinmedikation an den perioperativ veränderten Bedarf

Dem gut geschulten Patienten sollte während der stationären Behandlung die Möglichkeit gegeben werden, seine Stoffwechselselbstkontrollen und die entsprechenden Konsequenzen daraus incl. der Insulinbehandlung weiterhin weistestgehend selbständig durchzuführen und zu dokumentieren – einem postoperativ genesenden Diabetiker wie einem Schwerkranken das Insulin zu spritzen und ihn nicht wieder selbst den Blutzucker messen zu lassen, infantilisiert ihn in unnötiger Weise.

Wenn postoperativ bemerkt wird, daß der Patient die Behandlung seines Diabetes mit Insulin nur unvollkommen beherrscht, so ist eine Schulung des Patienten in einer entsprechenden internistischen Einheit anzuschließen.

Perioperativ ist eine genaue Überwachung des Stoffwechsels bei Diabetikern notwendig. Meist ist ein erhöhter Bedarf an Insulin festzustellen. Dies ist durch den „Operationsstreß" und seine metabolischen Folgen bedingt: Die vermehrte Ausschüttung von Katechol-

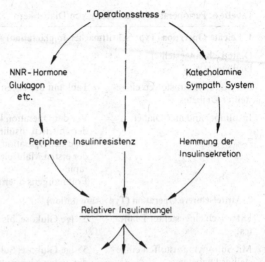

"Operationsstress"

NNR-Hormone
Glukagon
etc.

Katecholamine
Sympath. System

Periphere Insulinresistenz

Hemmung der
Insulinsekretion

Relativer Insulinmangel

Fettmobilisation - Eiweißkatabolismus - Hyperglykämie

Abb. 41. Perioperative Stoffwechselprobleme

aminen, Kortikoiden und Glukagon führt zu erhöhtem Insulinbedarf (Abb. 41).

Was muß perioperativ bei insulinbehandelten Diabetikern beachtet werden? (Tabelle 6)

Kleinere Eingriffe, die in Lokalanästhesie durchgeführt werden, wie Nagelextraktionen, die keine besondere Vorbereitung des Patienten (z. B. Nahrungskarenz) notwendig machen, können ohne Veränderung der laufenden Insulintherapie durchgeführt werden.

Größere Eingriffe, die eine Vorbereitung des Patienten erfordern, und bei denen eine umfassendere Anästhesie – Regional- oder Vollnarkose – vorgesehen ist, bedürfen einer speziell abgestimmten Insulinbehandlung.

Bei der präoperativen Visite hat sich der Anästhesist davon zu vergewissern, ob diabetesbedingte Spätschäden vorliegen (EKG? Serumkreatinin? Proteinurie? Hypertonie? Augenbefund?). Neben der üb-

Tabelle 6. Perioperative Behandlung von Diabetikern

---

1. Leichte Operation (Typ: Schrittmacher-Implantation)

Diätetisch eingestellter Diabetes:	–
Mit Sulfonylharnstoffen eingestellter Diabetes:	Tabl. mit der ersten Mahlzeit
Insulinbehandelter Diabetes:	Vor der Operation kein Frühstück, 50% der üblichen Insulindosis, vor und während der Operation 5%ige Glukose, mit der ersten Mahlzeit übliche Insulintherapie Frühmorgens operieren!

2. Mittelschwere Operation (Typ: Amputation)

Diätetisch eingestellter Diabetes:	5%ige Glukose, bis zur Mahlzeit
Mit Sulfonylharnstoffen eingestellter Diabetes:	5%ige Glukose, Sulfonylharnstoffe mit der ersten Mahlzeit Insulin in Bereitschaft
Insulinbehandelter Diabetes:	Vor der Operation kein Frühstück, 50% der übl. Insulindosis + 5%ige–10%ige Glukose 150–200 g/Tag, mit der ersten Mahlzeit: übliche Insulintherapie, Dosierung entspr. der Nahrungsaufnahme Frühmorgens operieren!

3. Schwere Operation mit anschließender parenteraler Ernährung für mehrere Tage (Typ: Darmresektion)

Diätetisch eingestellter Diabetes:	Ausreichende parenterale Ernährung (Insulin in Bereitschaft)
Mit Sulfonylharnstoffen eingestellter Diabetes:	Umstellung auf Insulin präoperativ
Insulinbehandelter Diabetes:	Umstellung auf Insulininfusion (ggf. am Vorabend halbe Insulindosis); mit Mahlzeiten: S.C. Insulintherapie

---

lichen Befunderhebung ist ganz besonders bei schlecht eingestellten Diabetikern auf den Hydratationszustand und den Elektrolythaushalt zu achten, etwaige Imbalanzen sind präoperativ auszugleichen. Die Qualität der Stoffwechseleinstellung muß unbedingt gemessen werden (Blutzucker, Glukosurie, Azetonurie).

Tabelle 7. Perioperative Insulininfusionstherapie

---

im Perfusor über 24 h

Dosierung: 40–60–80–120 E Normalinsulin (etwa 50% mehr als die präoperative Dosierung)

Kontrolle: Engmaschige Blutglukose-Bestimmungen

Korrektur: Glukose-Infusion
Normal-Insulin i. m./s. c. 12 E

In Kombination mit einer vollwertigen parenteralen Ernährung

Diabetiker sollten bei planbaren Operationen möglichst als erste operiert werden und nicht stundenlang auf die Operation warten müssen. Die Veränderung der Insulintherapie hängt wesentlich vom Ausmaß des chirurgischen Eingriffes ab (Tabelle 6).

Die Insulinbehandlung am Operationstag kann in etwa bereits am Tag zuvor festgelegt werden: Der bisher gut eingestellte Patient spritzt am Abend vor der Operation seine übliche Abenddosis; wenn er schon sein Abendessen ausfallen lassen muß, entfällt die Injektion von kurzwirkendem Insulin vor dem Abendessen. Spritzt der Patient sonst nur Verzögerungsinsulin am Abend und darf präoperativ weder sein Abendessen noch seine übliche Spätmahlzeit essen, so muß die Abenddosis des Verzögerungsinsulins vermindert werden.

Am Morgen des Operationstages entfällt die übliche Insulininjektion. Der Blutzucker wird bestimmt (Schnelltest am Krankenbett) und eine Insulinzufuhr mittels intravenöser Infusion wird begonnen. Diese Insulinzufuhr wird entsprechend dem Blutzuckerverhalten gesteuert: dazu erfolgen stündliche Blutzucker-Kontrollen (ebenfalls mit Schnelltests, um sofort entsprechend reagieren zu können. Der Blutzucker sollte perioperativ zwischen 100 und 200 mg% gehalten werden.

Die intravenöse Insulinzufuhr kann entweder mittels Perfusorspritze oder mittels Infusion von 5%iger Glukoselösung *mit* Insulin erfolgen (Tabelle 7).

In der Spritze des Perfusors à 50 ml, die parallel zu den übrigen Infusionen geschaltet wird, füllt man:

50 E kurzwirkendes Insulin + 2 ml Humanalbumin 20% mit NaCl 0,9% auf 50 ml auffüllen. Dies entspricht 1 E Insulin pro ml Infusionslösung.

Zur Frage, ob wegen der Absorption des Insulins an das Kunststoffmaterial in Perfusorspritzen Humanalbumin zugesetzt werden sollte oder nicht, liegen zahlreiche wissenschaftliche Untersuchungen vor, ohne daß allgemein Einigkeit über diese Frage erzielt werden konnte. Wir empfehlen den Zusatz von Humanalbumin zur Insulinlösung in Perfusorspritzen, weil dadurch auch bei unterschiedlich langen Infusionssystemen vergleichbare Effekte des Insulins zu erwarten sind. Wird Insulin in eine Infusionslösung gegeben (z. B. 5%ige Glukoselösung), so erfolgt natürlich auch eine Adsorption des Insulins an das Infusionsmaterial (bis zu 30%).

Die – selbstverständlich dem Blutzuckerverhalten entsprechend zu regelnde – Infusionsgeschwindigkeit beträgt ungefähr 1–2 E pro Stunde, bei Kindern 0,3–1 E pro Stunde. Wenn Insulin per Perfusorspritze zugeführt wird, muß gleichzeitig eine Glukoselösung mitinfundiert werden, um ein zu tiefes Absinken des Blutzuckerspiegels zu vermeiden und ggf. schnell den Blutzuckerspiegel anheben zu können.

Manchmal ist es praktisch einfacher, das Insulin gleichzeitig mit 5%iger Glukoselösung zu verabreichen. Bei ausgangs guter Stoffwechseleinstellung sind meist 8–16 E Insulin pro 500 ml Glukoselösung ausreichend, die Infusionsgeschwindigkeit sollte 100–200 ml pro Stunde betragen. Stündliche BZ-Kontrollen müssen entscheiden, ob die Konzentration des Insulins in der Glukoselösung verändert werden muß.

Wenn, z. B. wegen der Notwendigkeit parenteraler Ernährung, höherprozentige Glukoselösung infundiert werden muß, so ist eine höhere Insulinkonzentration zuzusetzen (bei einer solchen Infusionsbehandlung ist auch an eine Kontrolle des Serum-Kaliumspiegels zu denken).

Postoperativ ist die parenterale Insulin- und Glukosegabe so lange fortzusetzen, bis der Patient wieder selbst essen und trinken darf. Sinnvollerweise entfernt man die Insulininfusion morgens vor dem Frühstück und beginnt sofort wieder mit der subkutanen Insulinbehandlung.

Je nach Umfang und Verlauf einer Operation oder im Rahmen von Traumata kommt es zu einer hormonellen Streßreaktion des Organismus. Die kontrainsulinären Hormone – Katecholamine, Glukagon, Wachstumshormon und Cortisol – werden vermehrt ausgeschüttet. Ihre Stoffwechselwirkung vermindert die Glukosetoleranz und beschleunigt die Proteolyse und den Fettkatabolismus (sog. Postaggressionsstoffwechsel).

Es kann dadurch zu einer vorübergehenden Insulinresistenz kommen, die z. T. erhebliche Steigerungen der Insulindosierung notwendig macht.

Die totale parenterale Ernährung von Diabetikern unterscheidet sich prinzipiell nicht von der eines Stoffwechselgesunden. Es ist lediglich auf *kontinuierliche* Zufuhr von Insulin *und* Glukose zu achten.

Wenig sinnvoll ist es, Diabetikern statt Glukose die erheblich teureren sog. „insulinunabhängigen Lösungen" wie Fruktose, Xylit oder Mannit zu infundieren. Fruktose wird ohnehin in der Leber zu Glukose metabolisiert und sie kann bei Zufuhr in größeren Mengen zu einer Hyperlaktatämie führen! Xylit und Mannit werden in der Niere nicht rückresorbiert und können zu unerwünschter osmotischer Diurese und nachfolgender Exsikkose führen.

Patienten, die präoperativ mit hochgereinigtem Schweineinsulin behandelt wurden, sollten perioperativ auch dieses Insulin bekommen. Ein Wechsel zu Rinderinsulin sollte aus immunologischen Gründen unbedingt vermieden werden. Man sollte heute nicht mehr zögern, einen Patienten, der sonst nicht insulinbedürftig ist, perioperativ mit Insulin zu behandeln. Auch von solchen intermittierenden Insulintherapien sind angesichts der hohen Reinheit der heute üblichen Insulinpräparate keine immunologischen Nebeneffekte zu erwarten.

Versuche, eine orale Sulfonylharnstoffbehandlung perioperativ intravenös weiterzuführen sind obsolet! Um immunologische Probleme einer intermittierenden Insulintherapie möglichst ganz auszuschalten, könnte man es für sinnvoll halten, in diesen Fällen grundsätzlich Humaninsulin zu verwenden.

12 Insulinbehandlung bei Niereninsuffizienz

Bei Langzeit-Diabetikern kommt eine Niereninsuffizienz recht häufig vor – Ursache können vor allem die diabetische Nephropathie oder eine chronische Pyelonephritis sein. Störungen der Nierenfunktion können sich ganz erheblich auf die Insulinbehandlung von Diabetikern auswirken.

Praktisch wichtig sind bei Niereninsuffizienz von Diabetikern zwei Aspekte:

1. Veränderung der Insulinkinetik bei Niereninsuffizienz
2. Folgen der eingeschränkten Nierenfunktion für den Stoffwechsel.

1. Veränderungen der Insulinkinetik bei Niereninsuffizienz

Die Nieren sind neben der Leber Hauptort der Elimination des Insulins. Die Leber baut im gesunden Organismus (wegen der hohen Insulinkonzentration im Pfortaderblut) ca. 80% des Insulins ab – die Nieren eliminieren nur die restlichen 20%.

Anders sind die Verhältnisse beim insulinspritzenden Diabetiker: Leber und Nieren sind dabei ähnlichen Konzentrationen an Insulin ausgesetzt und eliminieren jeweils ca. die Hälfte des gesamten Insulins. Eine Störung der Nierenfunktion hat deshalb beim insulinbehandelten Diabetiker im Gegensatz zum Gesunden einen langsameren Insulinabbau zu Folge.

Beim Gesunden beträgt die Halbwertszeit des Seruminsulins ca. 4 min; bereits bei einer Verminderung der Kreatininclearance auf etwa 60 ml/min nimmt die Halbwertszeit des zirkulierenden Insulins

160

deutlich zu. Bei weiterer Verminderung der Kreatininclearance werden nur noch ca. 4 E Insulin pro Tag renal eliminiert, bei einer Kreatininclearance von weniger als 6 ml/min sinkt die Insulinelimination auf weniger als 0,5 E am Tag.

Wegen der verlängerten Halbwertszeit sind bei Niereninsuffizienz erhöhte Insulinspiegel zu erwarten, die Insulinsensitivität ist allerdings herabgesetzt. Man nimmt an, daß dies durch eine Abnahme der zellulären Insulinrezeptoren bedingt ist.

2. Folgen der eingeschränkten Nierenfunktion für den Stoffwechsel

Bei chronischer terminaler Niereninsuffizienz (wie auch bei akuter Niereninsuffizienz) besteht eine Erhöhung der Plasmakatecholaminspiegel. Auch der Glukagonspiegel im Serum ist erhöht. Diese Hormone sind Antagonisten des Insulins. Glykogenolyse und Glukoneogenese werden durch diese Hormone gefördert.

Die Wirkung des Insulins ist also durch zwei Mechanismen beeinträchtigt: Erhöhung der dem Insulin entgegenwirkenden Hormone und die Abnahme der Insulinrezeptoren.

Ein dritter Faktor kann noch hinzukommen: die Hyperlipidämie. Wegen erheblicher Proteinurie bei nephrotischem Syndrom kommt es zu verstärkter Bildung von Lipoproteinen, dies hat eine Insulinresistenz zur Folge.

Niereninsuffizienz und Blutzuckerspiegel bei Diabetikern

Blutzuckersenkend wirken:	Blutzuckersteigernd wirken:
Insulinabbau geht zurück (verlängerte Halbwertszeit, dadurch Hyperinsulinämie)	Verminderte Insulinsensitivität (Rezeptorenzahl nimmt ab) Kontrainsulinäre Hormone erhöht. Insulinresistenz bei Hyperlipoproteinämie

Praktische Konsequenzen

Für die Insulinbehandlung bei den verschiedenen Formen und Schweregraden der Niereninsuffizienz kann man keine generellen Behandlungsempfehlungen geben. Häufig überwiegt im Stadium der kompensierten Retention der blutzuckersenkende Einfluß, bedingt durch die verzögerte renale Elimination des Insulins – bei zunehmender Niereninsuffizienz kann dann eine erhebliche Verminderung der Insulindosierung notwendig werden. Eine rechtzeitige Dosisverminderung des Insulins ist bei diesen Patienten sehr wichtig, zumal gerade diese Patienten häufiger auch wegen einer koronaren Herzerkrankung bei schweren Hypoglykämien besonders gefährdet sind.

Bei deutlich verzögerter Insulinwirkung durch eine Niereninsuffizienz bietet eine Behandlung mit präprandialer Gabe von kurzwirkendem Insulin besondere Vorteile. Je häufiger Insulin verabreicht wird, desto leichter läßt sich auch hier die Insulinmedikation den Notwendigkeiten anpassen.

Gut bewährt hat sich bei niereninsuffizienten Patienten die Behandlung mit subkutanen Insulinpumpen (CSII); die basale Insulinämie kann so besonders gering gehalten werden – die Gefahr einer Kumulation des Insulins ist geringer.

Auch bei Behandlung mit CSII ist der verlängerten Halbwertszeit des Insulins Rechnung zu tragen – eine möglichst geringe basale Infusionsrate und möglichst geringe präprandiale Zusatzraten sind anzustreben.

Bei dekompensierter Niereninsuffizienz treten meist mehr die den Insulinbedarf erhöhenden Faktoren in den Vordergrund. Selbstverständlich wird der Insulinbedarf auch durch akute und chronische Harnwegsinfektionen erhöht – nach deren effizienter Behandlung ist entsprechend ein erheblicher Rückgang des Insulinbedarfs zu erwarten.

Besonderheiten der Behandlung der Niereninsuffizienz bei Diabetikern

Es gibt einige Besonderheiten in der Behandlung der Niereninsuffizienz bei Diabetikern:

1. Die Dauerhämodialyse hat bei Diabetikern schlechte Ergebnisse gezeigt.
2. Besser hat sich die CAPD (kontinuierliche ambulante Peritonealdialyse) bewährt: Bei niereninsuffizienten Diabetikern ist diese Behandlung z. Zt. die Methode der Wahl – mit der Einleitung dieser Behandlung sollte man nicht zögern.
3. Gute Ergebnisse zeigt die Nierentransplantation bei Diabetikern, leider werden bisher in Deutschland relativ wenige Diabetiker transplantiert.

Eine Bitte:
Wenn sie bei einem jugendlichen Diabetiker die Entwicklung einer Niereninsuffizienz feststellen, *zögern Sie nicht* den Patienten alsbald in einem nephrologischen Zentrum vorzustellen!

---

13 Probleme der Insulinbehandlung bei sehbehinderten Patienten

Die Amaurose infolge diabetischer Retinopathie ist die häufigste Ursache der Erblindung im Erwachsenenalter! Dementsprechend häufig wird der Arzt mit Problemen konfrontiert, die sich durch eine Sehbehinderung des diabetischen Patienten ergeben.

Bei bereits eingeschränkter Sehkraft ist zu prüfen, ob der Patient noch selbst exakt Insulin aufziehen kann.

Bei noch vorhandener Restsehkraft kann dem Patienten beim Aufziehen des Insulins eventuell eine Lupe helfen, die als Aufsatz auf Insulinspritzen erhältlich ist (Abb.42); eine normale Lupe hilft beim Aufziehen von Insulin nicht, weil der Patient dafür keine Hand frei hat.

Stark sehbehinderte Patienten können in die Spritze mit aufgezogene Luftblasen nicht sehen, und eventuell stellen sie auch falsche Dosierungen auf der Spritze ein.

Wenn ein Patient wegen einer Sehbehinderung das Aufziehen von Insulin nicht selbständig durchführen kann, zur selbständigen Injektion ist er meistens dennoch fähig. In diesem Fall muß ein Angehöriger das Aufziehen (und ggf. die Injektion) erlernen. In diesem Zusammenhang kann es besonders für alleinstehende Patienten von Vorteil sein, morgens auch schon die abendliche Injektionsspritze vorbereitet zu bekommen. Ist dies sinnvoll, kann man vorbereitete Spritzen über diesen Zeitraum lagern?

Insulin ist über diesen Zeitraum problemlos bei Zimmertemperatur zu lagern, problematisch ist nur die Sedimentation des Verzögerungsinsulins in der Spritze. Bei einer Lagerung mit der Injektionsnadel nach *unten* ist, vor allem bei den heute üblichen dünnen Kanülen, ein Verstopfen der Injektionsnadel möglich. Empfohlen wird allgemein, die Insulinspritze mit dem aufgezogenen Insulin mit der Kanüle nach *oben* zu lagern, z. B. in ein Glas gestellt. Unbedingt not-

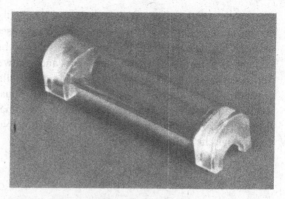

Abb. 42. Lupe für BD-Insulinspritze

wendig ist es allerdings, die Spritze längere Zeit zwischen den Händen zu rollen und dabei dann die Nadel nach *unten* zu halten, damit sich das Verzögerungsinsulin wieder über die Spritze zu verteilt. Wenn dies nicht geschähe, verbliebe bei der Injektion viel Verzögerungsinsulin im Totraum der Spritze.

Dieses Vorgehen ist bei Mischungen von ACTRAPID *mit* MONOTARD *nicht möglich: diese Mischung muß* **sofort** *injiziert werden.*

Für blinde Patienten wird eine „Click and count"-Spritze angeboten, eine Glasspritze, bei der die Zahl der aufgezogenen Einheiten akustisch abzählbar ist. Die Patienten müssen mit dieser Spritze zunächst deutlich mehr Insulin aufziehen als nötig und dieses überschüssige Insulin wieder hinausspritzen, um die Injektion von Luft zu vermeiden. Bei allein lebenden blinden Patienten ist man manchmal gezwungen, den Patienten für den Gebrauch einer solchen Spritze zu schulen.

Ähnliche Probleme wie mit der Insulininjektion bestehen bei sehbehinderten Patienten in der Durchführung der Stoffwechselselbstkontrolle. Bei erblindeten Diabetikern ist die Messung der Glukosurie wegen Veränderungen der Nierenschwelle häufig ohne Aussagewert, die Messung des Blutzuckers muß von Angehörigen übernommen werden. In Entwicklung befinden sich Reflektometer mit akustischer Anzeige zur Blutzuckermessung, die diesen Patienten vielleicht etwas mehr Unabhängigkeit geben könnten.

Wegen diabetischer Retinopathie erblindete Diabetiker haben bisher im Durchschnitt leider nur eine mittlere Lebenserwartung von wenigen Jahren nach der Erblindung! Dies sollte nicht zu therapeutischem Nihilismus verleiten: Eine wenn auch schwer erreichbare Verbesserung der Stoffwechseleinstellung und spezielle Rehabilitationsmaßnahmen können diesen Patienten durchaus eine soziale Reintegration ermöglichen. Bei Rehabilitationsmaßnahmen ist eine Einrichtung zu wählen, die gleichzeitig eine diabetologische und ggf. nephrologische Betreuung bietet.

Probleme der Insulinbehandlung bei autonomer Neuropathie

Die diabetische autonome Neuropathie ist gekennzeichnet durch einen mehr oder minder ausgeprägten Funktionsausfall der sympathischen und parasympathischen Fasern des autonomen Nervensystems. Dadurch kann es z. B. zu Motilitätsstörungen des Magen-Darm-Traktes kommen, durch die der Verdauungsprozeß verzögert oder in Folge von Diarrhöen gestört wird. Der Blutzuckeranstieg nach Kohlenhydrataufnahme kann bei diesen Patienten in kaum vorhersehbarer Weise verändert erfolgen – ein Problem, das die Stoffwechseleinstellung dieser Patienten erschwert.
Ein Problem für Patienten mit autonomer diabetischer Neuropathie kann die Verminderung der Symptomatik bei Hypoglykämien sein: Im Rahmen der autonomen Neuropathie kann es zu einer Verminderung der adrenergen hormonellen Gegenregulation bei Hypoglykämien kommen! Diese Patienten werden von Hypoglykämien überrascht, die sie früher rechtzeitig an den Symptomen erkannt hatten.
Bei durch Neuropathie bedingten Schmerzen ist möglichst exakte Einstellung des Blutzuckers mit Insulin die einzige Behandlung, die allgemein anerkannt ist, dennoch können die Beschwerden schwer beeinflußbar und eine analagetische Behandlung unvermeidbar sein.

Auch das Vorliegen eines diabetischen Spätsyndroms schwersten Ausmaßes sollte nicht zu Nihilismus bei der Stoffwechseleinstellung mit Insulin verleiten. Selbst erblindete Patienten sind nach entsprechender Unterrichtung der Angehörigen z. B. schon erfolgreich mit tragbaren Insulinpumpen behandelt worden!

14 Komplikationen der Insulintherapie

In diesem Kapitel soll nicht die Rede von der häufigsten Komplikation der Insulintherapie sein, der Hypoglykämie. Diese stellt ja keine Nebenwirkung im eigentlichen Sinne, sondern vielmehr die Hauptwirkung des Insulins dar, die im Falle der Unterzuckerung iatrogen relativ oder absolut überdosiert worden ist. Die hier abzuhandelnden Insulin-Unverträglichkeiten stellen im wesentlichen allergische Immunreaktionen des Organismus auf die exogene Zufuhr des antigen wirksamen Insulinmoleküls bzw. seiner Adjuvantien dar. Abhängig von der Reinigungsqualität des Insulinpräparates, seiner galenischen Herstellung, seiner Spezies einerseits, und in Abhängigkeit von genetischen Eigenschaften und dem Alter des behandelten Patienten andererseits, löst eine subkutane Dauer-Insulin-Substitutionstherapie mit Insulin immunologische Abwehrmechanismen unterschiedlicher Intensität aus. Diese sind mit zunehmender Reinigung der Insuline und dem vermehrten Einsatz von pH-neutralen Schweineinsulinen bis auf ein Mindestmaß zurückgegangen. In der Tat spielen Insulinallergien, immunologisch bedingte Insulinresistenzen und auch Insulinlipodystrophien und Insulinödeme heute – von seltenen Einzelfällen abgesehen – klinisch eigentlich keine Rolle mehr.

Immunologisch bedingte Komplikationen

Immunologisch bedingte Abwehrreaktionen des menschlichen Körpers können gegen das Insulin, aber auch gegen Verzögerungsstoffe und Adjuvanzien, die in den verschiedenen Insulinlösungen enthalten sind, gerichtet sein. Es ist wahrscheinlich, daß die pharmakologische Verzögerung der Insulinabsorption von der Injektionsstelle oder Pufferstabilisatoren und Bakteriostatika in den Insulinlösungen eine Immunreaktion gegen das heterologe Insulinmolekül begünstigen oder verstärken. Die *Immunreaktionen* gegen das subkutan injizierte Insulin sind daher verständlicherweise von einem ganzen Spektrum von Faktoren beeinflußbar. So bestehen deutliche Speziesdifferenzen zwischen den einzelnen Insulinpräparationen: das *Rinderinsulin* ist erheblich immunogener als das *Schweineinsulin*. Dieser nachteilige Effekt des *Rinderinsulins* kommt auch bei der Verwendung von Mischinsulinen aus *Rinder-* und *Schweineinsulin* zum Tragen. Für manchen überraschend war die Beobachtung, daß es auch bei Verwendung von *Humaninsulin* zur Antiköperbildung bei Patienten mit Diabetes mellitus kommt. Die Ursache für diese, allerdings sehr schwache Immunabwehr, auch gegen ein homologes Protein, kommt am ehesten dadurch zustande, daß ein gewisser Anteil des Insulins an der Injektionsstelle – teilweise enzymatisch – abgebaut wird, Bruchstücke des Insulins sich mit anderen – körpereigenen – Proteinen verbinden und dadurch zu „Fremdproteinen" werden, die ihrerseits eine Antikörperproduktion auslösen können. Diese Antikörper dürften dann auch mit dem Humaninsulin (kreuz-) reagieren. In jedem Falle ist es jedoch so, daß das Ausmaß dieser Antikörperbildung bei der Therapie mit hochgereinigten Schweine- oder Humaninsulin-Präparaten sehr gering ist, häufig daher lediglich mit sehr subtilen Analyseverfahren nachweisbar ist und nur in sehr seltenen Fällen zu klinisch relevanten Phänomenen führt. Zwischen der Antikörperbildung bei Behandlung mit hochgereinigten Schweineinsulinen und mit Humaninsulin ergeben sich – wenn überhaupt – nur sehr geringfügige Unterschiede.

Neben der Spezies-Spezifität und der bereits mehrfach erwähnten Reinigungsqualität sind die Immunreaktionen gegen die subkutane Therapie mit Insulin auch von physikalisch-galenischen Zubereitungsverfahren abhängig. So geht man davon aus, daß pH-neutrale Insulinpräparate weniger immunogen sind als pH-saure Insuline und daß kurzwirkende Insuline weniger immunogen sind als langwirkende.

Die immunologischen Abwehrreaktionen gegen die Insulintherapie können labormedizinisch qualitativ und quantitativ durch den

Nachweis von zirkulierenden Antikörpern belegt werden. Dabei kann grundsätzlich zwischen zwei Phänomen immunogener Reaktionen unterschieden werden, die häufig, aber bei weitem nicht regelhaft parallel auftreten: Die insulinbindenden zirkulierenden Antikörper gehören insbesondere den IgG-Klassen an; sie führen zu einer reversiblen Inaktivierung eines Teils des injizierten Insulins; diese Insulinbindung oder -inaktivierung des Serums kann mit relativ einfachen Methoden auch direkt bestimmt werden. Sie ist – in geringem Ausmaß – eigentlich bei jedem Diabetiker nachweisbar, der mehr als ca. 4 Wochen mit Insulin behandelt worden ist. Man hat früher immer wieder darüber diskutiert, ob eine gewisse Menge von zirkulierenden insulinbindenden Antikörpern nicht von Vorteil für die Stabilität der Stoffwechseleinstellung sei, da es dadurch zu einem gewissen Schutz vor abrupten Veränderungen des Seruminsulinspiegels komme. Diese These ist allerdings niemals so recht bewiesen worden. Heute würden wir eher einen entgegengesetzten Standpunkt einnehmen: Mit der Wiederentdeckung der Vorteile der kurzwirkenden Insuline versucht man eher, die Halbwertszeit des injizierten Insulins möglichst kurz zu halten, und sucht alles, was eine Verzögerung von Wirkungseintritt und Wirkungsabfall des kurzwirkenden Insulins verursachen könnte, zu vermeiden.

Insulinresistenz

In seltenen Fällen kann das Ausmaß der Insulinbindung des Serum durch zirkulierende Insulinantikörper so erheblich sein, daß eine *immunologische Insulinresistenz* hervorgerufen wird. Davon spricht man meist, wenn der Insulinbedarf eines Patienten 150–200 E/Tag übersteigt und dies direkt auf das Vorliegen erheblicher Titer von zirkulierenden insulinbindenden Antikörpern zurückgeführt werden kann.

Es soll an dieser Stelle erwähnt werden, daß bei der überwiegenden Mehrzahl von Patienten, die einen besonders hohen Insulinbedarf haben (Insulinresistenz), z. B. über 1,5 E/kg KG, andere als immunologische Gründe dafür verantwortlich sind. Bevor man also das Serum des Patienten in ein Speziallaboratorium zur Bestimmung von Insulinantikörpern oder der insulinbindenden Eigenschaften des Serums einschickt (und dann üblicherweise wochenlang auf das Ergebnis warten muß), sollte man die sehr viel häufigeren Ursachen für eine Insulinresistenz ausschließen, wie z. B. Übergewicht, Exsikkose, Hyperlipoproteinämie, Inaktivität, Postaggressionsstreß, chronische oder akute Infektion, Überinsulinierung – Zustände, zu deren Diagnostizierung es eigentlich kaum der Labordiagnostik bedarf!

Bei Verdacht oder Nachweis einer immunologisch bedingten Insulinresistenz sollte die Insulintherapie auf Humaninsulin umgestellt werden. Zeichnen sich darunter auch nach 2–4 Wochen keine Reduktion des Insulinbedarfs oder eine Verbesserung der Stoffwechseleinstellung ab, so sollte der Patient an eine Diabetes-Spezial-Abteilung weiterverwiesen werden – falls das Problem wirklich einer Klärung bedarf.

Ebenfalls sehr selten geworden sind allergische Reaktionen gegen das subkutan verabreichte Insulin. In den ersten Jahren der Insulintherapie wurde die Frequenz dieser Erscheinungen mit bis zu 100% angegeben. Die Reinigung der Insulinpräparationen hat diese Komplikation der Insulintherapie bis heute fast eliminiert.

Klinisch kann man eine Frühreaktion der Insulinallergie unterscheiden von einer verzögerten Reaktion – und manche Autoren glauben noch eine „verzögerte Sofortreaktion" beschreiben zu müssen.

Diese allergischen Phänomene werden durch sessile Antikörper, T-Lymphozyten und andere zelluläre Immunabwehrmechanismen ausgelöst. Histologisch ergeben sich typische zelluläre Infiltrationen für die verschiedenen allergischen Reaktionsmuster; im Serum finden sich – zumindest bei Patienten mit der Reaktion vom Soforttyp – erhöhte Spiegel von IgE-Immunproteinen.

Die *Sofortreaktion* tritt nach 5–120 min an der Insulininjektionsstelle auf und besteht aus einer unscharf begrenzten Hautrötung und -infiltration; sie geht häufig mit Hautjucken einher und verschwindet nach wenigen Stunden. Die Reaktion tritt meist zu Beginn der Insulintherapie auf und verschwindet spontan nach einigen Wochen – sie kann aber auch einmal bereits nach Jahren der Behandlung mit dem selben Präparat eintreten. Seltener nehmen die Erscheinungen an Intensität zu und können zu generalisierten Reaktionen führen, wie dem generalisierten flüchtigen Erythem, aber auch schwere Allgemeinreaktionen wie generalisierte Urtikaria, Gelenkschwellungen und sogar Quincke-Ödem oder anaphylaktischer Schock sind beschrieben worden. Extrem selten sind allergische Frühreaktionen von Arthus-Typ mit der Ausbildung lokaler Nekrosen an der Injektionsstelle.

Die *lokale verzögerte Reaktion* ist das häufigere allergische Lokalphänomen; es tritt meist etwa 1–2 Wochen nach Beginn der Insulintherapie (oder -umstellung) auf und besteht in derben, dunkelroten, brennenden Infiltraten von 3–5 cm Durchmesser, die sich da. 18–48 h nach der Injektion ausbilden.

Der größte Teil der allergischen Reaktionen an der Insulininjektionsstelle, die heute noch beobachtet werden, sind nicht auf das Insulin selber, sondern auf seine Verzögerungs- bzw. Adjuvanziensubstanzen zurückzuführen. So hat man besonders häufig allergische Reaktionen bzw. Unverträglichkeitsphänomene gegen Surfen beobachtet; aber es sind in einzelnen Fällen auch Reaktionen gegen Bakteriostatika, Protamin und sogar gegen Zn-Ionen beschrieben worden.

Früher hat man zur Differentialdiagnose der allergischen Hauterscheinungen nach Insulininjektion großangelegte Hauttestungen der verschiedensten Insulinpräparationen, -Lösungsmittel, -adjunvantien etc. durchgeführt; und häufig wurden zur genaueren Analyse gar noch Biopsien positiv reagierender Hautareale vorgenommen, um eine histologische Analyse durchführen zu können. In vielen Lehrbüchern sieht man heute noch die Rücken von Patients mit bis zu 30 derartigen Injektionstellen. Diese Verfahren erscheinen in der Mehrzahl der Fälle heute überflüssig: Aufgrund oben dargestellter Ursachen für die immunologischen Abwehrreaktionen mit den Hautallergien sollte man unabhängig von der Art der Hautreaktion den Patienten auf ein hochgereinigtes Schweineinsulin oder ein Humaninsulin-Präparat mit neutralem pH-Wert ohne Zusatz von Surfen umstellen. In der überwiegenden Zahl der Fälle ist damit die Problematik überwunden. Falls sich unter dieser Maßnahme jedoch die allergischen Phänomene fortsetzen, sollte der Patient an eine Diabetes-Spezial-Abteilung verwiesen werden.

Lipodystrophien

Ebenfalls fast der Vergangenheit gehören die Phänomene der Lipodystrophien, d.h. der Ausbildung von Lipoatrophien[1] bzw. Lipohypertrophien an den Injektionsstellen an. Die Genese dieser Erscheinungen, die kosmetisch außerordentlich störend sein können – insbesondere, da sie bevorzugt bei jungen Damen aufzutreten scheinen –, ist letztlich nicht geklärt. Histologische Befunde deuten aber darauf hin, daß es sich hier ebenfalls um immunologische Phänomene handeln dürfte. Diese Hypothese wird durch den Rückgang der Frequenz dieser Komplikationen mit zunehmender Reinigung der Insulinpräparate unterstrichen.

Begünstigt werden Atrophien und Hypertrophien des Fettgewebes an den Injektionsstellen sicherlich durch unkorrekte Injektionstechniken und durch die Unart, immer wieder in dieselbe Stelle zu injizieren. Auch das vorherige Einreiben der Injektionsstelle mit Alkohol und das daraus resultierende Miteinbringen von geringen Alkohol- bzw. Desinfizienzienmengen in das subkutane Gewebe dürfte sich in diesem Zusammenhang negativ auswirken.

Auch hier würden wir therapeutisch eine Umstellung auf Humaninsuline und eine Überprüfung bzw. Revision der Injektionstechnik der Patienten empfehlen. Die Lipoatrophien bilden sich unserer Erfahrung nach dann allmählich zurück.

Keinesfalls sollte man Insulininjektionen in lipodystrophische Bezirke vornehmen, da hier die Absorption des Insulins und damit seine Wirkung auf den Blutzucker massiv verändert sein können.

Insulinödeme

Ein ungeklärtes und Gott sei Dank auch extrem seltenes Phänomen zu Beginn der Insulintherapie ist das Auftreten von Insulinödemen, vor allem im Bereich der unteren Extremitäten; sie treten in den er-

---

[1] Um Verwechslungen vorzubeugen: Lipoatrophien bei Diabetikern haben nichts mit dem extrem seltenen lipoathrophischen Diabetes zu tun. Dies ist eine Sonderform des Diabetes mellitus mit generalisierter Lipoathrophie, Insulinresistenz, Hypermetabolismus und Lebererkrankung

sten Wochen der Insulin-Erstbehandlung auf und bilden sich spontan nach ca. 1–2 Monaten zurück. Sie können zu Gewichtszunahmen bis zu mehreren Kilogramm führen. Diese Störungen des Wasserhaushaltes sollten nicht mit Saluretika behandelt werden müssen; denn sie bilden sich auch spontan zurück. Ihre Ursache ist nicht bekannt; u. a. werden auch immunologische Phänomene diskutiert – falls diese Hypothese stimmt, sollten die Insulinödeme bei Ersteinstellungen mit hochgereinigten Schweineinsulinen oder Humaninsulin besonders selten sein. Die Inzidenz ist jedoch insgesamt so niedrig, daß sich das wohl nie beweisen läßt. Trotz oder gerade wegen der Seltenheit dieser Komplikation ist es wichtig, daß der Arzt sie kennt, um seinen Patienten gegebenenfalls kompetent beruhigen zu können.

Vielleicht stehen die Insulinödeme auch pathophysiologisch in bezug zu den transitorischen Refraktionsanomalien zu Beginn der Insulintherapie. Durch osmotische Phänomene kommt es zu einer Änderung des Quellungszustandes der Linse – die Patienten werden vorübergehend hyperop, und es stellen sich Probleme beim Lesen ein. Auch diese Phänomene können bis zu einigen Wochen andauern und bilden sich spontan zurück. Die Patienten sollten dies wissen, damit sie sich nicht dazu verführen lassen, eine Brille zu kaufen.

Auch die häufig von Nephrologen berichteten ätiologisch völlig unklaren passageren Ödeme bei Patienten mit diabetischer Nephropathie, die spontan nach Tagen bis wenigen Wochen zurückgehen, könnten auf Insulinnebenwirkungen auf den Wasserhaushalt zurückzuführen sein. Wenn möglich, sollte man hier ebenfalls auf eine aggressive Therapie des ohnehin passageren Phänomens verzichten.

Spritzenabszesse

In praxi eine ausgesprochene Rarität sind Spritzenabszesse als Folge der subkutanen Insulininjektionstherapie. Diejenigen Spritzenabszesse bei Diabetikern, die wir in den letzten Jahren gesehen haben, waren nicht durch fehlerhafte Spritzentechnik oder Unsauberkeit seitens der Patienten entstanden, sondern waren bei Patienten, die wegen anderweitiger schwerer Erkrankungen stationär behandelt werden mußten, während des Krankenhausaufenthaltes entstanden.

Entscheidend für die Prävention von Spritzenabszessen scheint eine hierzulande übliche Körperhygiene zu sein. Darüber hinausgehende Desinfektionsmaßnahmen, z. B. mit Alkohol, sind erwiesenermaßen nicht erforderlich; sie können im Gegenteil wegen der chronischen Reizung der Haut eher schädlich sein.

Literatur

Keck K, Erb P (Herausgeber) (1981) Basic and clinical aspects of immunity to insulin. De Gruyter & Co. Berlin New York

15 Der schwer einstellbare, sogenannte „Brittle-Diabetiker"

Wenn ein Typ-I-Diabetiker optimale Stoffwechselwerte nicht erreicht, so kann dies viele Ursachen haben. In den allermeisten Fällen liegt der Grund für die schlechte Stoffwechseleinstellung in Behandlungsfehlern durch den Arzt oder den Patienten.

„Brittle Doctor"

Unsachgemäße Insulintherapie, falsche Anweisungen an den Patienten und das Unterlassen einer adäquaten Patientenschulung sind häufig Grund schlechter Stoffwechseleinstellung bei Diabetikern. Ohne regelmäßige Stoffwechselkontrollen ist auf Dauer keine gute Stoffwechseleinstellung erreichbar, wenn der Patient sie nicht erlernt hat, kann man ihn nicht als „Brittle-Diabetiker" bezeichnen.

Behandlungsfehler durch den Patienten

Wenn ein Patient zwar nachweislich gelernt hat, wie er sich behandeln sollte, seine Selbstkontrollmessungen aber unterläßt oder seine Dosierung falsch adaptiert, ist er kein „Brittle-Diabetiker". Patienten mit Noncompliance zu den zahlreichen Verhaltensweisen, die für eine gute Stoffwechselführung notwendig sind, sollten immer wieder motiviert werden, mit einer richtigen Behandlung wieder zu beginnen. Häufig wird die Noncompliance zur Diät durch Ärzte überbewertet; bei Typ-I-Diabetikern ist die Einhaltung der Kost zwar notwendig, Stoffwechselselbstkontrollmessungen und adäquate Adaptation der Insulinmedikation sind aber die wesentlichsten Voraussetzungen, um eine gute Stoffwechseleinstellung zu erreichen.

Echte „Brittle-Diabetiker"

Trotz aller Bemühungen durch Arzt und Patient, bei einer sehr geringen Zahl von Diabetikern ist eine gute Stoffwechseleinstellung mit den heute verfügbaren Mitteln nicht zu erreichen. Als „Brittle-Diabetiker" sollte man einen Patienten allerdings erst dann bezeichnen, wenn trotz optimaler Mitarbeit des Patienten unter einer adäquaten Insulintherapie (incl. eines Behandlungsversuchs mit CSII) keine gute Einstellung zu erreichen ist.

Besondere Form des schwer einstellbaren Diabetes mellitus bei pankreatektomierten Patienten

Bei pankreatektomierten Patienten kann es auf Grund einer Störung der Absorption von Kohlenhydraten und der fehlenden Glukagonsekretion zu erheblichen Blutzuckerschwankungen kommen.
Bei diesen Patienten besteht neben der endokrinen auch eine totale exokrine Insuffizienz des Pankreas sowie eine durch die Operation bedingte Veränderung der Magen-Darm-Passage. Meist wird bei diesen Patienten eine Operation nach Whipple durchgeführt. Das bedeutet eine Resektion des Duodeums und von Teilen des Magens und die Anastomosierung von Magenrest und Jejunum. Bei der notwendigen Substitution der Pankreasfermente wird leider häufig vergessen, daß diese anatomischen Verhältnisse eine Auflösung von Kapseln durch Magensäure meist unmöglich machen. Die Substitution von Pankreasfermenten muß deshalb unbedingt mit Granulat vorgenommen werden (z.B. Pankreon Granulat).

Streß als Ursache von Blutzuckerschwankungen

Eine häufig von Patienten und Ärzten angeschuldigte Ursache für unerwartete oder unklare Schwankungen des Blutzuckerspiegels sind Emotionen jeder Art, die auch allgemein als Streß bezeichnet werden. So berichten junge Diabetiker immer wieder, daß beispielsweise nach Klassenarbeiten oder Prüfungen ein Blutzuckeranstieg auftrat oder der Insulinbedarf vorübergehend anstieg. Leider ist über die Bedeutung von Emotionen als Auslöser von Stoffwechselveränderungen oder gar Entgleisungen des Kohlenhydratstoffwechsels bei Diabetikern erstaunlich wenig bekannt. Alles war wir darüber wissen, beruht auf Einzelbeobachtungen, die jede systematische Untersuchung etwa folgender Fragen vermissen lassen: Kann eine Streßsituation überhaupt eine Verschlechterung des Blutzukkers auslösen und wenn ja, hängt dies dann mit Art und Stärke des Streß zusammen oder nicht? In der nächsten Auflage dieses Buches können wir Ihnen vielleicht einen Teil dieser Fragen beantworten, da wir z. Zt. entsprechende Untersuchungen durchführen.

Der Ausdruck „Brittle-Diabetiker" sollte *nicht* für Patienten gebraucht werden, die trotz hoher Dosen Insulin *konstant* hohe Blutzuckerwerte zeigen – in diesen Fällen spricht man von Insulinresistenz (s. Insulinresistenz, S. 170).

Überhaupt sollte man einen Diabetiker erst dann als „Brittle-Diabetiker" bezeichnen, wenn ein erfahrener Diabetologe konsultiert wurde.

16 Medikamentöse Therapie bei mit Insulin behandelten Diabetikern

Arzneimittelinterferenzen zwischen Insulin und bestimmten Pharmaka im eigentlichen Sinne, z. B. einer wechselseitigen Wirkungspotenzierung oder -abschwächung oder einer Eliminationsverzögerung des Insulins durch andere Medikamente, sind nicht bekannt. Es gibt jedoch eine Reihe von medikamentösen Behandlungen, für die bei insulintherapierten Diabetikern mit ganz bestimmten Nebenwirkungen gerechnet werden muß.

Glukokortikoidtherapie und Behandlung von Endokrinopathien

So ist bei der Therapie mit sog. kontrainsulinären Hormonen, wie insbesondere den Kortikoiden, ein Anstieg des Insulinbedarfs zu erwarten. Dabei stellt ein Diabetes mellitus (ob insulinbedürftig oder nicht) selbstverständlich keine Kontraindikation gegen eine ansonsten erforderliche Kortikoidtherapie dar; man wird lediglich darauf zu achten haben, während der Behandlung mit den Kortikoiden eine zeitweilige Insulintherapie durchzuführen oder eine Steigerung der Insulindosierung vorzunehmen. Diese muß nach Absetzen der Kortikoidbehandlung wieder reduziert werden.

Andererseits ist zu berücksichtigen, daß bei der medikamentösen oder chirurgischen Therapie tumoröser Überproduktionen kontrainsulinärer Hormone, wie z. B. bei der Ausschaltung von Hypophysenvorderlappentumoren, Glukagonomen oder Nebennieren-Tumoren und bei der Therapie der Hyperthyreose, bei insulinbehandelten Diabetikern eine deutliche Verminderung des Insulinbedarfs zu erwarten ist.

β-Blocker-Therapie

Bei einer großen Zahl von insulinbehandelten Diabetikern wird heute die Indikation zur β-Blocker-Therapie wegen einer Hypertonie, einer koronaren Herzkrankheit oder vielfältiger anderer Erkrankungen und Symptome gestellt. In einer Reihe von Publikationen ist in jüngster Zeit vor der Verwendung von nicht-kardioselektiven β-Blockern bei insulinbehandelten Diabetikern gewarnt worden. Diese Präparate, wie z. B. Propranolol, sollen die insulininduzierte Hypoglykämie verstärken, die Symptome einer (drohenden) Unterzuckerung maskieren oder verändern, den spontanen Wiederanstieg des Blutglukosespiegels nach der Hypoglykämie verzögern und schließlich zu deutlichen Blutdruckanstiegen während der Unterzuckerung führen können. Alle diese Nebenwirkungen wären für insulinbehandelte Diabetiker als sehr negativ einzuschätzen. Es wird daher von der Rezeptur von nichtkardioselektiven β-Blockern, wie z. B. Propanolol oder Pindolol und Oxprenolol, bei Patienten mit einem insulinpflichtigen Diabetes abgeraten. Von vielen Autoren wird der Einsatz von nichtkardioselektiven β-Blockern bei insulinbehandelten Diabetikern als kontraindiziert angesehen.

Die erwähnten Nebenwirkungen im Zusammenhang mit Hypoglykämien dürften aufgrund von Akut- und auch Langzeituntersuchungen bei der Verwendung von kardioselektiven β-Blockern nicht auftreten. Die Beschränkung auf diese sog. kardioselektiven β-Blocker, wie z. B. Atenolol oder Metropolol, dürfte daher eine durchaus effektive und nebenwirkungsarme Möglichkeit einer β-Blocker-Therapie auch bei insulinbehandelten Diabetikern darstellen. Man sollte aber dabei bedenken, daß sich insbesondere bei höheren Dosierungen die Unterschiede zwischen kardioselektiven und nichtkardioselektiven β-Blockern durchaus verwischen können, so daß – zumindest unter diesen Bedingungen – auch bei der ersteren Nebenwirkungsrisiken zu beachten sind.

Kombinationstherapie von oralen Antidiabetika mit Insulin

Seit langer Zeit ist immer wieder von einzelnen Autoren und in anekdotischen Beschreibungen die Nützlichkeit einer Kombinationstherapie von Sulfonylharnstoffpräparaten und/oder Biguaniden mit der Insulinbehandlung propagiert worden. Die meinungsbildenden Hand- und Textbücher der Diabetologie haben zu diesen therapeutischen Versuchen bislang jedoch durchweg recht skeptisch Stellung genommen. Aufgrund der Entwicklung der letzten Jahre spielen die Biguanide und das Chlorpropamid aus einer Reihe von Gründen in Deutschland ohnehin nur noch eine sehr untergeordnete Rolle. Einige Bewegung ist allerdings in jüngster Zeit in die Beurteilung der Kombinationstherapie mit dem Sulfonylharnstoff Glibenclamid und Insulin gekommen.

Während Pfeiffer (1971) sowie Mehnert u. Schöffling (1974) in ihren jeweiligen Lehrbüchern diese Kombinationstherapie noch sehr negativ beschrieben („nur sehr selten indiziert und sinnvoll", „Insulinresistenz . . . als alleinige wichtige Indikation", allerdings: „selten ist es möglich" mit Sulfonylharnstoffen „die Insulinresistenz zu durchbrechen"), so scheint sich im letzten Jahr in Deutschland hier ein Umschwung anzubahnen. Von einigen Autoren wird auf die Möglichkeit hingewiesen, bei insulinbehandelten Typ-II-Diabetikern mit Insulinrestsekretion durch zusätzliche Gabe von Glibenclamid eine Verbesserung der Stoffwechseleinstellung und/oder eine Verminderung des Bedarfs an exogenem Insulin zu erreichen. Letzteres wäre insbesondere dann sinnvoll, wenn man auf diese Weise bei älteren Patienten über die zusätzliche Medikation von Sulfonylharnstoffen auf eine Insulininjektion am Abend verzichten könnte. Der Beweis für solch eine Möglichkeit steht jedoch aus.

Die Protagonisten der Sulfonylharnstoff-Insulin-Kombinationstherapie stützen sich häufig auf eine bislang nicht näher definierte extrapankreatische, insulinähnliche Aktivität der Sulfonylharnstoffe. In diesem Zusammenhang sind neuere Studien von Interesse, in denen eine Steigerung der Insulin-Rezeptor-Besetzung an der Oberfläche von Fibroblasten in Gewebskulturen und anderen isolierten Zellen unter Sulfonylharnstoffeinfluß nachgewiesen werden konnte.

181

Diese Beobachtungen sind jedoch, zumindest was die Befunde an Hepatozyten anbetrifft, nicht unwidersprochen geblieben und konnten für andere insulinempfindliche Zellen ebenfalls nicht bestätigt werden. Auch steht der Beweis einer allgemeinen Steigerung der Insulinsensitivität insulinempfindlicher Gewebe in vivo (noch) aus. (Wäre eine solche extrapankreatische Wirkung der Sulfonylharnstoffe im Sinne einer Steigerung der peripheren Insulinempfindlichkeit des Organismus klinisch relevant, hätte die Kombination mit Sulfonylharnstoffen beim Diabetes mellitus Typ I zu einer Verminderung des exogenen Insulinbedarfs und/oder einer Verbesserung der Stoffwechseleinstellung führen müssen – was nach einhelliger Meinung der erwähnten Lehr- und Textbücher nicht der Fall war.)

Immerhin sind in jüngster Zeit in Deutschland einige Fallbeobachtungen und eine kontrollierte Studie veröffentlicht worden, die bei Typ-II-Diabetes mit Insulinrestsekretion und -unterempfindlichkeit bei Übergewicht eine Senkung des Insulinbedarfs und eine leichte Verbesserung der Blutglukoseeinstellung dokumentiert haben. Dabei ist zu bedenken, daß in der erwähnten Studie an im Mittel 70 Jahre alten Patienten zwar 9 E Insulin pro Tag eingespart wurden, dies jedoch durch die wesentlich teurere Rezeptur von 15 mg Glibenclamid erreicht wurde. Andererseits liegen mittlerweile eine Reihe von ausländischen Studien vor, in denen die günstigen Effekte der Kombination von Sulfonylharnstoff-Behandlungen mit der Insulintherapie nicht bestätigt werden konnten.

Zusammenfassend möchten wir zu diesem Zeitpunkt festhalten, daß die von einigen Autoren propagierte Nützlichkeit der Kombination von oralen Sulfonylharnstoffen mit der Insulintherapie bei Typ-II-Diabetikern derzeit nicht bewiesen ist. In diesem Zustand der Ungewißheit sollte man die Entwicklung auch unter dem Gesichtspunkt kritisch verfolgen, daß sich die Bundesrepublik Deutschland international ohnehin bereits jetzt durch einen allgemein als unakzeptabel exzessiv angesehenen Sulfonylharnstoff-Verbrauch auszeichnet.

Literatur

Kolendorf K, Bonnevie-Nielsen V, Broch-Møller B (1982) A trial of metropolol in hypertensive insulin-dependent diabetic patients. Acta Med Scand 211: 175–178

Östman J, Arner P, Haglund K, Juhlin-Dannfelt A, Nowak J, Wennlund A (1982) Effect of metropolol and alprenolol on the metabolic, hormonal, and haemodynamic response to insulin-induced hypoglycaemia in hypertensive, insulin-dependent diabetics. Acta Med Scand 211: 381–385

Mehnert H, Schöffling K (Hrsg) (1974) Diabetologie in Klinik und Praxis. Thieme, Stuttgart

Pfeiffer EF (1971) Handbuch des Diabetes mellitus. F. Lehmanns, München

Bachmann W (1982) Insulin plus Sulfonylharnstoff – eine (un)mögliche Kombination? Dtsch Med Wochenschr 107: 163–165

Hamelbeck H, Klein W, Zoltobrocki M, Schöffling K (1982) Glibenclamid-Insulin-Kombinationsbehandlung beim Sekundärversagen der Sulfonylharnstoff-Therapie. Dtsch Med Wochenschr 107: 1581–1583

Ward EA, Ward GM, Turner RC (1981) Effect of sulphonylurea on insulin secretion and glucose control in insulin-treated diabetics. Br Med J II: 278

Berger M, Standl E (1981) Sulfonylharnstoffe in der Diabetestherapie. Plädoyer für einen sachgemäßen Gebrauch. Dtsch Med Wochenschr 106: 1443–1446

17 Schlußwort

Wir haben dieses Buch als Gruppe verfaßt und darin unsere Erfahrungen mit der Insulintherapie im Zusammenhang dargestellt. Wir möchten Ihnen, verehrte Kolleginnen und Kollegen, damit ein ganz bestimmtes Therapiekonzept nahebringen, von dem wir durch mühevolle jahrelange Nachuntersuchungen unserer Patienten wissen, daß es erfolgreich ist.

Unsere Bemühungen um eine Verbesserung und Qualitätssicherung der Insulintherapie wären fruchtlos geblieben ohne die engagierte Mitarbeit unserer Diabetes-Schulungsschwestern Frau Katharina Heininger-Wasser, Frau Andrea Maiwald, Frau Marika Bockholt, unserer Diät-Assistentinnen Frau Gabriele Gösseringer und Frau Inge Hansen, unserer Medizinisch-Technischen Assistentinnen Frau Christiane Broermann und Frau Heidi Bartels, denen wir an dieser Stelle ebenso wie all unseren Doktorandinnen und Doktoranden sehr herzlich danken möchten.

Die Grundlage unseres Therapiekonzeptes ist die weitestgehende aktive Mitarbeit des Patienten bei der Dauerbehandlung seiner chronischen Erkrankung. Dabei ist das Ziel der kooperativen therapeutischen Bemühungen von Arzt und Patient bei jungen Typ-I-Diabetikern die Normalisierung des Glukosestoffwechsels zur Vermeidung der diabetischen Spätschäden bei möglichst großer Flexibilität in der Lebensführung. Dieses Ziel ist stufenweise anzustreben: Je regelmäßiger der Patient seine Stoffwechselselbstkontrollen durchführt, seine Insulindosierung an die aktuelle Stoffwechsellage anpaßt und je häufiger er pro Tag Normalinsulin injiziert, desto flexibler (und physiologischer) wird er in Diät und Lebensführung bei guter Stoffwechsellage. Die vorläufige Endstufe dieser Entwicklung haben unsere Pumpenpatienten erreicht, die unter Aufgabe einer sog. Diabetesdiät bei liberalisierter Kost auch langfristig eine (Fast-) Normalisierung des Glukosestoffwechsels erreichen. Gerade in dem Bereich der Insulinpumpentherapie schildern wir die ganz speziellen Erfahrungen unserer Arbeitsgruppe und unserer Patienten – deren Resultate im besonderen von der hier beschriebenen Vorgehensweise abhängig zu sein scheinen.

Darüber hinaus haben wir – entsprechend den Zielen der *Diabetes Education Study Group* der Europäischen Diabetes-Gesellschaft – die Entwicklung des Patienten zur möglichst weitgehenden Unabhängigkeit vom Arzt bei unseren Bemühungen in den Vordergrund gestellt. Dazu gehört nicht nur die Ausbildung des Patienten als Diabetestherapeut, sondern insbesondere auch die Vermeidung der – ohnehin nur hierzulande üblichen – Praxis der wiederholten stationären Stoffwechsel-Neueinstellungen – ein Usus, der letztlich bei mangelhaftem Langzeiterfolg einer Verunselbständigung der Patienten Vorschub leisten muß.

Der dringend erforderliche Fortschritt in der Qualität der Therapie von jungen Insulinbedürftigen Diabetikern liegt also in der schrittweisen Ausbildung und Beratung der Patienten zur weitgehenden Selbsttherapie ihrer Erkrankung zur Normalisierung des Glukosestoffwechsels und zunehmender Liberalisierung der früher üblichen rigiden Vorschriften für Diät und Lebensführung. Bei den älteren insulinabhängigen Diabetikern dagegen wird es insbesondere darauf ankommen, die Therapieziele realistisch und menschlich für jeden Patienten individuell zu definieren und sie mit angemessener Intensität unter Vermeidung der allzu häufig exzessiven Verordnung medikamentöser Lipid-, Gewichts-, Glukose- und Harnsäuresenker zu verfolgen.

Zur aktiven Mitarbeit an diesen Zielen möchten wir Sie mit diesem kleinen Buch motivieren.

Düsseldorf, Januar 1983   Michael Berger, Ernst-Adolf Chantelau,
Hans-Josef Cüppers, Viktor Jörgens,
Friedrich-Wilhelm Kemmer,
Ingrid Mühlhauser und
Gabriele Elisabeth Sonnenberg

18 Sachverzeichnis

Clinical Hepatology

History – Present State – Outlook
Editors: G. Csomós, H. Thaler
With a Foreword by H. Popper
1983. 141 figures, 65 tables. X, 436 pages
Cloth DM 100,–. ISBN 3-540-11838-1

H. Daweke, J. Haase, K. Irmscher
Diätkatalog

Diätspeisepläne, Indikation und klinische Grundlagen
Unter Mitarbeit von F. A. Gries, D. Prüstel,
G. Strohmeyer
2., neubearbeitete Auflage. 1980. XI, 251 Seiten
(Kliniktaschenbücher). DM 29,80
Mengenpreis: ab 20 Exemplaren 20% Nachlaß
pro Exemplar. ISBN 3-540-09596-9

G. Dietze, H.-U. Häring
Fettstoffwechselstörungen

Physiologie, Pathogenese, Epidemiologie, Klinik
1982. 48 Abbildungen. X, 138 Seiten
(Kliniktaschenbücher)
DM 19,80. ISBN 3-540-11723-7

U. R. Fölsch, U. Junge
Medikamentöse Therapie in der Gastroenterologie

1982. XX, 287 Seiten. (Kliniktaschenbücher)
DM 29,80. ISBN 3-540-11389-4

R. Hänsel, H. Haas
Therapie mit Phytopharmaka

1983. 77 Abbildungen, 4 Tabellen. XVIII, 315 Seiten
DM 58,–. ISBN 3-540-11451-3

P. Hürter
Diabetes bei Kindern und Jugendlichen

Klinik, Therapie, Rehabilitation
Mit einem Beitrag von H. Hürter und einem Geleitwort
von Z. Laron
2., vollständig überarbeitete und erweiterte Auflage.
1981. 50 zum Teil farbige Abbildungen, 52 Tabellen.
XVI, 325 Seiten. (Kliniktaschenbücher)
DM 29,80. ISBN 3-540-11035-6

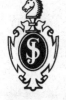

Springer-Verlag
Berlin
Heidelberg
New York
Tokyo

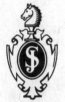

Printed in the United States
by Baker & Taylor Publisher Services